Arte do Namoro

O manual definitivo de como conhecer, conquistar e seduzir lindas mulheres

Editora Appris Ltda.
1.ª Edição - Copyright© 2024 do autor
Direitos de Edição Reservados à Editora Appris Ltda.

Nenhuma parte desta obra poderá ser utilizada indevidamente, sem estar de acordo com a Lei nº 9.610/98. Se incorreções forem encontradas, serão de exclusiva responsabilidade de seus organizadores. Foi realizado o Depósito Legal na Fundação Biblioteca Nacional, de acordo com as Leis nos 10.994, de 14/12/2004, e 12.192, de 14/01/2010.

Catalogação na Fonte
Elaborado por: Dayanne Leal Souza
Bibliotecária CRB 9/2162

M514a 2024	Meinberg, Rico Arte do namoro: o manual definitivo de como conhecer, conquistar e seduzir lindas mulheres / Rico Meinberg. – 1. ed. – Curitiba: Appris, 2024. 147 p. ; 23 cm. ISBN 978-65-250-7046-9 1. Conquistar mulheres. 2. Seduzir. 3. Conhecer mulheres. I. Meinberg, Rico. II. Título. CDD – 305.4

Appris editora

Editora e Livraria Appris Ltda.
Av. Manoel Ribas, 2265 – Mercês
Curitiba/PR – CEP: 80810-002
Tel. (41) 3156 - 4731
www.editoraappris.com.br

Printed in Brazil
Impresso no Brasil

RICO MEINBERG

Arte do Namoro
O manual definitivo de como conhecer,
conquistar e seduzir lindas mulheres

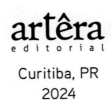

Curitiba, PR
2024

FICHA TÉCNICA

EDITORIAL	Augusto V. de A. Coelho
	Sara C. de Andrade Coelho
COMITÊ EDITORIAL	Marli Caetano
	Andréa Barbosa Gouveia (UFPR)
	Edmeire C. Pereira (UFPR)
	Iraneide da Silva (UFC)
	Jacques de Lima Ferreira (UP)
SUPERVISORA EDITORIAL	Renata C. Lopes
PRODUÇÃO EDITORIAL	Sabrina Costa
REVISÃO	Érica Oliveira
DIAGRAMAÇÃO	Caetano dos Santos
CAPA	Carlos Pereira
REVISÃO DE PROVA	Gabriel Fernandez

PREFÁCIO

Bem-vindo a um novo mundo, leitor. O que você tem em mãos vai te surpreender assim como me chocou quando sobrevoei as primeiras linhas deste livro. Para tudo há uma técnica. Assim como existem livros que ensinam magias, receitas, dietas e manuais de como ficar rico dormindo, também existem formas de conquistar mulheres. Se você não é bom nisso, Henrique é craque. Se você se acha bom, pode ser muito melhor. E ele, gabaritado no assunto, não esconde nenhum segredo secretíssimo neste manual definitivo de como sair da seca de vez. Vivemos na era da guerra de gênero, homens e mulheres disputam cegamente seus lugares ao sol. Mas, no fundo, quem não quer ter alguém? Neste ponto o livro é polêmico e está fora do espírito do tempo, mas atinge em cheio nossa humanidade. Somos sociáveis e precisamos, sim, de amor e de união. Este é o grito. Aí está a força. Mas os homens perderam o jeito. Ou agem com um jeito que não tem jeito. Como chegar em uma mulher sem importunar? Como sugerir o interesse? Ninguém mais parece ter a chave. Henrique tem e agora você vai abrir esta porta também. Esperamos grandes histórias, enlaces, uniões e noites de prazer vindas desta experiência. Como ele aprendeu tudo isso que está aqui, escrito numa linguagem suave e deliciosa? Como ele descobriu tudo isso que torna um homem tão atraente, sexy e incrível? Jamais saberemos. Mas todo homem deveria saber.

Aí está sua chance.

Aproveite!

Juliana Frank

NOTA DO AUTOR

O segredo que nenhuma mulher pode saber!
O manual definitivo de como conhecer atrair e seduzir lindas mulheres!

Aviso aos que se acham malandros ou que querem ser processados ou parar na cadeia: este livro é registrado com todos os direitos reservados pela Biblioteca Nacional. A cópia, distribuição ou derivados deste livro é ilegal. Quando você comprou, concordou com o seguinte:

Se tentar copiar, roubar, ou distribuir qualquer parte do meu livro, meu advogado vai entrar em contato com você e você vai desejar nunca ter tido esta ideia estúpida. Ao comprar este livro você também concordou que toda informação contida é uma opinião e deve ser usada somente para entretenimento pessoal. Você é responsável pelo seu comportamento. Nada deste livro é um conselho legal ou pessoal.

E eu sinceramente espero que você cumpra o que concordamos anteriormente. Eu frequentemente procuro na internet por pessoas que violaram os direitos reservados deste livro.

Agora que terminamos com as más notícias para os espertões, vamos começar a aprender o mais importante aqui: como seduzir mulheres.

SUMÁRIO

INTRODUÇÃO 11

COMO ESTE LIVRO FOI FEITO? 15

ANTES DO JOGO 16

PASSO 1
ANTES DO JOGO 17

PASSO 2
O GRANDE SEGREDO 19

PASSO 3
MITOS 36

PASSO 4
CUIDE-SE 41

PASSO 5
OS MELHORES LUGARES PARA CONHECER MULHERES 52

PASSO 6
O JOGO COMEÇA 68

PASSO 7
COMO ABORDAR UMA MULHER 77

PASSO 8
ENTENDENDO A LINGUAGEM CORPORAL 89

PASSO 9
GERANDO ATRAÇÃO 97

PASSO 10
COMO SER ENGRAÇADO 117

GRAND FINALE 121

PASSO 11
CRIANDO UMA CONEXÃO FÍSICA 122

PASSO 12
O BEIJO 128

PASSO 13
ETIQUETA NA CAMA 133

PASSO 14
RESUMO 142

INTRODUÇÃO

Olá, bem-vindo(a), à arte do namoro.

Escrevi este livro 15 anos atrás, em 2009, depois de um casamento fracassado de 11 anos, dois filhos e minha ex-esposa quis se separar. Na época não entendi direito o motivo, mas hoje eu sei que o motivo era muito simples: ela deixou de sentir atração por mim.

Na época fiquei arrasado, me senti um fracassado, perdi meu casamento, diminuí minha renda em 50%, os gastos aumentaram, já que tinha que pagar pensão. Fiquei deprimido, apertado financeiramente, sem vontade de trabalhar.

Mas hoje sei que a separação foi a melhor coisa que aconteceu na minha vida, porque meu casamento já era uma coisa insuportável e viver num relacionamento sem amor com uma pessoa que não tem nada a ver com você é como viver num campo minado, você tem que tomar cuidado com tudo o que faz e fala.

Foi nessa época que li um livro chamado *The Game*, escrito por Neil Strauss. Neil era um repórter da revista *Rolling Stones*, baixinho, narigudo, careca e muito, muito feio. Ele era praticamente um virgem de 30 anos, quando foi escalado pra fazer uma entrevista com um cara chamado Mystery, que tinha desenvolvido um método de sedução que o tornou muito famoso na chamada comunidade de sedução. Essa comunidade tinha vários especialistas chamados de *pickup artists*, em português algo como artista da pegação.

Fiquei surpreso que existia toda uma indústria voltada à fina arte de pegar a mulherada.

Nós, homens, somos criaturas totalmente inseguras e a verdade é que devemos supostamente saber como seduzir e transar com elas, e temos medo de perguntar como fazer para aqueles que têm mais sucesso. Como resultado disso, a grande maioria não sabe como conquistar, muito menos como tratar uma mulher na cama. Sem contar aqueles que só pegam porque são muito bonitos ou ricos, mas têm o chaveco mais barato que a capinha de celular vendida no camelô.

Quando comecei a estudar esses "especialistas" e colocar em prática esses conhecimentos, isso foi um divisor de águas na minha vida, eu sempre achei que quem escolhia a mulher era o homem, que eu pegava as meninas que gostavam de mim, mas quando eu escolhia uma menina que não fosse com a minha cara era impossível conquistá-la.

Não podia estar mais errado, eu aprendi como abordar e fazer qualquer mulher sentir atração por mim instantaneamente.

Era como se eu tivesse um superpoder: poder escolher e seduzir qualquer mulher que eu quisesse.

Esse foi um período bem intenso da minha vida, em que descontei toda a frustração do casamento fracassado. Mas depois de uma série de mulheres você acaba se cansando e, às vezes, depois de transar a única coisa que eu queria fazer era me teletransportar o mais longe possível daquela mulher.

A verdade é que um dos caras mais importantes que eu estudei, e um dos menos conhecidos, foi um cara chamado David Shade.

Ele não falava muito de sedução, e sim sobre o que fazer na cama para que as mulheres tivessem uma experiência inesquecível com você.

David explicava sobre a sexualidade feminina, como as mulheres são muito mais sexuais que os homens e podem ter muito mais orgasmos que nós.

Mas isso é assunto para um próximo livro. Só que uma das coisas que ele me ensinou foi que: quando você transa com uma mulher com quem você não tem uma conexão emocional, é a mesma coisa que estar se masturbando dentro de um recipiente.

Só estou dizendo isso porque se você ler e colocar em prática tudo o que aprender aqui neste livro você vai pegar tanta mulher que uma hora vai querer um pouco de conexão também.

Mas se você é como eu (e 95% dos homens) e passou maus bocados por causa de alguma mulher, meu conselho é: depois de ler o livro, comece a colocar em prática, ganhe experiência e **pegue** a maior quantidade de mulheres que você puder, bonita, feia, magra, **gordinha**, gorda, musculosa, alta, baixinha, ninfetinha, coroa, da sua idade, branca, preta, mulata, oriental, europeia.

Isso vai dar-lhe uma experiência e uma segurança pra quando você encontrar uma mulher que realmente queria namorar, então vai saber o que fazer e não vai cometer alguma cagada.

O único tipo de mulher que você não **deve** nem chegar perto são as casadas ou as comprometidas, primeiro por **ser** perigoso mesmo e segundo por uma questão de ética, não faça aquilo que você não gostaria que fizessem com você. E, afinal, neste mar tem muito peixe.

O outro tipo de mulher *off limits* são as menores de idade, nem vou comentar o porquê, já que as razões são inúmeras.

Eu tenho certeza de que você não gostaria de estar lendo este livro. Até porque, se já soubesse tudo o que eu vou lhe ensinar, não precisaria ter gastado o seu dinheiro nem o seu tempo com isso, certo?

Errado! O sucesso está baseado no estudo contínuo.

Assim, se você pensa que vai conseguir conquistar todas as mulheres que quiser e mudar a sua vida apenas folheando este livro, então nem comece.

Homens e mulheres são diferentes. Nem melhores, nem piores... Apenas diferentes. Aonde isso nos leva?

Existe uma dificuldade imensa de comunicação, relacionamentos difíceis etc. É como se tentássemos falar uma língua estrangeira com pessoas que, também elas, não dominam a mesma língua.

Na verdade, a única coisa que nós temos em comum com as mulheres é que pertencemos à mesma espécie.

Mas, tenho de admitir, adoramos estar **perto** delas, conquistá-las e... bom, você sabe do que **estou** falando.

Precisamos nos especializar em **saber** jogar o jogo delas para conseguir o que nós realmente queremos.

Sinto muito, você não aprenderá o que eu vou lhe ensinar em uma escola. Aliás, você já viu esse tipo de matéria em alguma grade escolar? É... acho que não.

Antes de começar, você precisa arranjar um caderno. Não precisa ser grande nem espalhafatoso.

Precisa ser discreto e, de preferência, preto. Será o seu **Livro Negro da Sedução**. Ao longo do estudo, você entenderá a importância dele. Este livro foi feito para ser lido de uma forma especial.

A regra é simples: **você não pode ler o capítulo seguinte sem ter conseguido fazer a tarefa do capítulo anterior completa e sem falhas**. Não tente trapacear. Ou, então, já adianto: não vai funcionar.

Eu tive um trabalho imenso para colocar todo o meu estudo e conhecimento a respeito do assunto neste livro. E ele foi escrito de forma que um capítulo não faz sentido sem o outro.

É claro que, eventualmente, você vai precisar voltar a ler determinado capítulo. E isso é ótimo.

Quanto mais você se aplicar, melhor será o seu resultado. E o resultado, aqui, é o sonho de todos os homens: **seduzir**.

Agora vamos partir para a ação!

COMO ESTE LIVRO FOI FEITO?

Este livro foi estrategicamente elaborado para que você consiga entender e colocar em prática rapidamente tudo o que aprendeu.

Montei uma sequência, lógica e simples, **em** quatro principais passos:

Antes do jogo
O jogo começa
Durante o jogo
Grand Finale

Vou repetir: por mais que você se julgue profissional em alguma área, não pule os capítulos. Sem um, o outro não faz sentido, eles são interligados. Acredite.

ANTES DO JOGO

Nesta etapa, serei o seu professor. Eu dou as aulas, passo as tarefas.

Não sou o rei do mundo. Mas, quando se trata de sedução, sou o melhor. Para resumir: você vai desejar ter me conhecido antes.

Bom, imagine a sua carreira profissional. Ora, antes de se tornar um médico, e receber o diploma, você precisa ir à faculdade e fazer residência.

Para a maioria, é a fase mais confortável. Você não tem obrigações, a não ser passar de semestre e se graduar no fim do curso.

Aqui é bastante parecido. Mas, se você não cumprir com a sua parte, vai sair daqui como entrou..

PASSO I

ANTES DO JOGO

Quando se trata de conhecer e seduzir mulheres bonitas, a maioria dos homens são vazios.

A maioria acha que uma minoria nasceu com o dom de falar e seduzir as mais bonitas. Isso não é real.

Tudo o que eles fazem é minuciosamente estudado. Se eles podem, nós também podemos.

Antes de começar, é importante ter consciência da sua situação atual.

Quando você entra na academia, tem que tirar as medidas e se pesar. Aqui é a mesma coisa.

Escreva uma ou duas frases para cada pergunta abaixo. Responda a elas sinceramente.

Não responda conforme o que você gostaria de ser ou segundo o que aquele seu amigo faz.

Você deve responder às perguntas no seu **Livro Negro da Sedução**.

Seja honesto consigo mesmo, até porque ninguém além de você vai ler...

Afinal, você não vai ser estúpido o suficiente para sair por aí contando para os seus adversários os segredos de como pegar a mulherada, não é?

1. Escreva como você acha que as outras pessoas o veem.

2. Escreva como você gostaria que as pessoas o vissem.

3. Liste três comportamentos ou características suas que você gostaria de mudar.

4. Liste três comportamentos ou características que você gostaria de ter.

5. Agora que já sabemos de onde começamos, temos que definir qual é o objetivo. Porque um homem sem objetivos definidos é como um carro sem volante.

Responda em seu Livro Negro:

1. Quais as três coisas que você gostaria de ser/ter para ser mais feliz?

2. Por que essas três coisas vão fazê-lo mais feliz?

3. Qual é a sua missão pessoal?

4. Escreva: eu serei (seu modelo – máximo de quatro palavras), que vai (o que você vai fazer – máximo de quatro palavras) em (dias, meses e anos).

Liste os resultados de sua missão especificamente. Exemplo: "Eu quero me casar".

Não esqueça! Não vá para o **Passo 2** sem antes ter terminado de responder às questões acima.

PASSO 2

O GRANDE SEGREDO

Vou começar este capítulo desvendando o maior segredo de todos.
A ATRAÇÃO NÃO É UMA ESCOLHA!

Antes de prosseguirmos, eu quero que você pense e reflita sobre tal afirmação.

Se você chegou à conclusão abaixo, então eu posso ver que o livro realmente surtiu um efeito permanente em você. A conclusão é a seguinte:

Se a atração não é uma escolha, as mulheres não se sentem atraídas pelos homens porque elas escolhem, simplesmente acontece.

Ou seja, se formos mais a fundo no assunto, vamos chegar à segunda conclusão:

Se as mulheres não podem escolher por quem vão sentir-se atraídas, então isso depende de outra pessoa... No caso, VOCÊ.

Isso quer dizer que o poder da atração está em suas mãos. São os seus movimentos e as suas ações que vão determinar se ela vai se sentir atraída por você ou não.

Você pode estar pensando: "Ah, então esquece. Se atração não é uma escolha, e eu nunca atraí mulher nenhuma, então não tenho chance".

Felizmente eu tenho uma boa notícia: a atração não é uma escolha para quem sente. A atração é uma escolha para quem a emana.

Em outras palavras, você pode aprender a ser atraente às mulheres. Na verdade, a qualquer tipo de mulher que você desejar.

Neste capítulo, vou ensinar como dominar a arte da atração. É claro que é um assunto muito complexo.

O importante é que a essência é simples. É aquele tipo de assunto que requer estudos contínuos.

Depois de terminar de ler o livro, é bom que você se aprimore mais em todas as outras áreas relacionadas ao que foi estudado.

Eu posso lhe mostrar o caminho, mas não posso completá-lo por você.

Pense na última vez em que você viu uma mulher realmente linda num bar...

Você chegou a pensar se estava atraído por ela, ou não? Lógico que não! Você imediatamente se imaginou agarrando-a, tirando sua roupa etc.

Enfim, o que é atração?

É um mecanismo biológico/instintivo que evoluiu milhões de anos atrás para ajudar a manutenção e evolução da espécie humana – razão pela qual, geralmente, ele nunca é entendido ou percebido de forma consciente pelas pessoas até elas começarem a estudá-la.

Aqui está, na versão básica de um complexo assunto de nível PhD, o que Darwin poderia dizer-lhe: "Por natureza, as pessoas prosperam e vivem em grupos sociais. Elas seguem um líder até que ganham experiência suficiente e confiança para desafiar a sua própria liderança ou iniciar o seu próprio grupo".

Esse é um instinto de sobrevivência que está enraizado em nós.

As pessoas não podem sobreviver por conta própria, por isso nós formamos grupos de confiança, nos inserimos em microcosmos e montamos famílias.

O líder é, geralmente, o indivíduo mais forte e dominante do grupo, física e mentalmente.

Uma das suas principais responsabilidades é proteger o seu grupo e, em troca de proteção, eles vão segui-lo.

Todo mundo que já viveu, e que foi capaz de se reproduzir, passou a sobrevivência de tais características no processo para a próxima geração.

O líder tinha estes três instintos primariamente satisfeitos: o melhor pedaço de carne, o lugar de maior conforto e as melhores mulheres (comer, dormir e se reproduzir).

E quanto mais próximo sua relação fosse daquele líder, mais fácil era sua sobrevivência.

Quanto mais longe, mais difícil.

Era uma luta feroz, uma vida curta e dolorosa.

Fomos programados biologicamente a nos aproximar e querer nos relacionar com as pessoas numa posição de liderança e *status* maior do que o nosso.

Na época das cavernas eram os líderes da caverna; na da monarquia, os reis e a nobreza; na Idade Média, os papas e bispos; com o capitalismo, a burguesia; hoje em dia, as celebridades, jogadores de futebol, atores, cantores, influenciadores e os super-ricos.

Não importa a época da história da humanidade, nosso software biológico faz com que sintamos uma atração irresistível por pessoas com mais *status*, poder, valor ou conhecimento do que nós.

Queremos nos aproximar dessas pessoas, falar com elas, ser amigos.

Pense na última vez que você encontrou alguém famoso ou que tem muito sucesso na área em que você trabalha. Inconscientemente você quer chegar perto daquela pessoa.

Isso porque nosso instinto está nos dizendo que quanto mais próximo você estiver daquela pessoa, mais fácil vai ser sua vida, mais valor e mais poder você terá.

Esse instinto é ainda atual e, sem dúvida, ainda usado hoje.

Mas, em vez de proezas físicas, o valor inerente de um líder é agora expresso por meio de diferentes habilidades, como negócios, dinheiro, poder de atração do sexo oposto etc.

Há duas importantes lições aqui:

1. as mulheres (na verdade, as pessoas em geral) têm uma atração subconsciente por quem transmite qualidades de liderança e um alto nível de valor pessoal. Ora, se você quiser utilizar isso em benefício próprio e, também, com as mulheres, você tem que aprender a transmitir tais qualidades;

2. existem basicamente três categorias de pessoas na vida: **Alfas, Pré-Alfas e Betas**. Temos que determinar em qual situação você se encontra agora para poder passar para o próximo nível.

Então, qual é a categoria, entre as três acima, em que você está agora? Bem, eis um teste realmente simples; não é científico, mas é muito eficaz.

Teste do olhar

Da próxima vez em que você estiver num bar e fizer contato visual com uma mulher interessante, preste atenção quando o contato for quebrado e por quem ele é quebrado.

Quem olha primeiro para baixo e para longe? Você ou ela?

Se você olhou para longe em primeiro lugar, você provavelmente tem um estado de espírito Beta ou Pré-Alfa. Por outro lado, se foi ela quem desviou o olhar primeiro, você provavelmente é o Alfa.

Então, pergunte a si mesmo: está preocupado com o que aquela mulher pensou a seu respeito? Você admira o que ela está pensando? Você fica preocupado como será julgado? Se assim for, então você está numa enrascada.

Bem, aqui está a parte mais interessante...

O grupo em que você está não é determinado por dinheiro, experiência ou trabalho. É alguma coisa ou assunto diferente.

É determinado pelo seu **estado de espírito**, o qual não lhe é oferecido ou dado pelos outros.

Pelo contrário, o seu grupo reflete as suas próprias crenças pessoais sobre si mesmo.

Lembra daquele ditado? **Diga-me com quem andas e eu te direi quem és**.

Você, e só você, decide a categoria em que está. Isso é chamado de **estado de espírito**.

Você não pode ter uma crença falsa. Você realmente acredita em quem é ou não é.

Você, provavelmente, vai se sentir como um Deus quando começar a aceitar e adotar um novo sistema de crenças sobre si mesmo.

Veja, fingir não significa mentir. Se você acreditar fielmente em que é, o que deseja ser... então, você será.

As outras pessoas o veem como você se vê.

Se você se considera um cara fracassado, chato e inconveniente, ora, é exatamente assim que as pessoas vão o enxergar.

Por outro lado, se você se considera um cara inteligente, interessante, bem-sucedido, pegador profissional, então é exatamente assim que as pessoas vão percebê-lo.

Agora é uma questão de lógica. Responda sem pensar:

Em qual dos dois caras descritos acima você acha que uma mulher linda ficaria interessada?

Desafiando as suas atuais visões sobre si mesmo, e agindo como uma pessoa diferente, parece assustador, mas é uma atividade maravilhosamente gratificante.

O aumento do seu valor diante das outras pessoas, além de conferir-lhe a iniciativa de mover-se de um grupo para outro, é tudo de bom acerca do desenvolvimento pessoal.

CADA líder, em qualquer espaço ou tempo, aceitou o desafio de vencer suas barreiras pessoais.

Bom, há uma linha a ser seguida nisso. Você precisa saber que a crença sempre vem antes dos resultados.

É uma linha simples, veja:

Pensamentos → Sentimentos → Ações → Resultados

A crença conduz a determinadas ações e comportamentos. Essas ações e comportamentos vão ser menos espontâneos no início.

Mas, com dedicação, tempo e afirmação, essas ações e comportamentos vão se tornar naturais e transformarão você no tipo de pessoa que necessita ser, para gerar os resultados que você pretende.

É claro que, a partir do momento em que você decidir por uma mudança na sua pessoa, os seus amigos, familiares e colegas de trabalho serão um desafio a enfrentar.

Repare que há sempre animosidade e ressentimento, em um ambiente de escritório, quando alguém recebe uma promoção para um cargo de chefia a partir de um perfil "trabalhador".

É claro que os seus amigos não vão entender o que está acontecendo. Mas, por favor, entenda que eles não querem o seu mal.

No meu caso foi igual. Certa vez, durante uma saída com meus amigos em um bar, usei as técnicas que aprendi e conheci uma mulher linda.

No final da noite, saí do bar com ela e fomos direto para a minha casa.

Um dos meus amigos teve a coragem de dizer para outro que essa mulher devia ser uma garota de programa. Quem precisa de inimigo com um amigo desses, hein?

Coitado! Ele ficou com inveja de não conseguir levar uma mulher que fosse interessante pra ele. Quanto mais um avião daqueles!

E o pior é que nem ele entendia por que estava tão bravo comigo.

Foi um caso do mais comum dos sete pecados capitais: a inveja...

Não se deixe abater por pessoas como esse meu amigo. Conselho: ignore.

Já viu como o Tom Cruise responde às perguntas estúpidas e desaforadas? Ele não o faz, ele as ignora.

Agora, observe como vive um macho Alfa. Os machos Alfa têm tudo: a mulher, o carro, o respeito, o dinheiro e mais oportunidades na vida para impactar mais pessoas de uma maneira positiva.

Por exemplo, p do serviço comunitário, criando uma fundação de beneficência, ou instruindo, orientando, ajudando a juventude carente etc.

Você gostaria de estar nessa posição? Claro que sim. Na verdade...

Você não tem escolha se quiser tornar-se um conquistador de sucesso.

Machos Alfa têm uma mentalidade de abundância. Este é um conceito nuclear necessário para o sucesso.

Alfas nunca se veem "precisando de uma mulher". Não precisam de pessoas que queiram ficar perto deles.

Quando você necessita de alguém, você lhe dá o poder... isto é, você deixa de ser o Alfa.

E, vamos ser claros, se não é você quem está com o poder, então você não é um macho Alfa.

Qualquer sentimento de "necessidade" é esmagado, destruído pela ação de se viver em uma moldura ou mentalidade de abundância ilimitada.

Abundância de dinheiro, abundância de mulheres, abundância de oportunidades etc.

Quando você vive na abundância, você não teme a perda ou o fracasso.

Você não pode se preocupar com as críticas. Um macho Alfa verdadeiro não se importa com o que os outros pensam dele.

Ele tem tanta certeza e orgulho do que é e pouco importa o que os outros acham.

E isso faz a maior diferença quando você vai abordar uma mulher. Ela sente pelo olfato se você é interessante ou não.

Uma das grandes vantagens é que os seus oponentes não fazem ideia desse tipo de informação.

Vamos chamá-los de Beta, como aquele meu amigo...

Quando você é um macho Alfa, alguns Betas vão culpá-lo.

É como a fábula do vaga-lume e da cobra.

Na fábula, a cobra não para de perseguir o vaga-lume. Dia e noite, noite e dia.

E depois de correr muito, cansado, o vaga-lume parou, virou-se para a cobra e perguntou por que ela o perseguia tanto. E a cobra respondeu: **"É que eu não suporto ver você brilhar"**.

O conto típico do invejoso. Aliás, é a única coisa que eles conseguem fazer, porque não têm coragem de assumir o controle das suas próprias vidas.

Ficam apenas observando e sugando as energias dos machos Alfa.

Livre-se dessas sanguessugas. Esteja perto de pessoas que possam somar coisas, e não subtrair.

Os machos Alfa não deixam que tais pessoas ou as suas observações lhes afetem.

- Você dita os termos. Você não usa frases do tipo "quer dizer". Você é assertivo. Se outras pessoas quiserem interagir com você, é segundo os seus termos. Isso é comumente chamado de "postura".
- Está disposto a dizer "não". Você sabe que não pode agradar todos; mas não importa, porque você vive em um quadro de abundância.
- Como um Alfa, VOCÊ dá as instruções.
- Você protege aqueles que o seguem e serve a eles. Seu objetivo é elevar e melhorar a vida das pessoas ao seu redor; não porque se sente obrigado, mas porque você quer.
- Respeita a si mesmo e ao seu corpo, veste-se com estilo e leva uma vida saudável.
- Você assume riscos. Mas, uma vez mais, reconhece que realmente não há nada arriscado na sua vida quando você vive em um estado mental de abundância.
- Você é confiante, socialmente poderoso, divertido, um líder, seguro de si mesmo, tem autoestima alta, é capaz de brincar com os outros sem ser um bobão.
- Você tem uma forte presença física. Machos Alfa são relaxados (lembra-se do James Bond, o agente 007?), ocupam espaço com os seus ombros e sempre mantêm contato visual.

- Você usa uma voz forte e confiante e controla a conversa. Você tende a falar com uma autoridade tranquila e não tem medo de interromper a outra pessoa.
- Quando alguém, principalmente uma mulher, desafia ou pergunta alguma coisa a um Beta, ele vai ficar frustrado, defensivo e/ou ofendido. Vai começar imediatamente a procurar a aprovação dela. Como um macho Alfa, você toma o controle da situação, antes que tal coisa aconteça, ou simplesmente a ignora.

E, aqui, vai uma...

Dica de pegador

Nunca termine frases com "Não é mesmo?" ou "Certo?" ou, ainda, "Você concorda?". Dá a impressão de fragilidade e incerteza do que você está falando.

Você tem que proteger o seu tempo, que é extremamente importante. Ou seja, não desperdice o seu tempo com quem não merece.

No final você vai entender que o segredo para gerar atração é *aumentar o seu valor diante dos outros e do mundo*.

Os machos Alfa são pessoas valiosas.

Quanto mais valioso você se torna para os outros, mais eles vão atrás de você.

Quanto mais valioso você se torna para os outros, mais macho Alfa você será.

Esse é **O SEGREDO**. Após perceber isso, eu me tornei um homem de sucesso.

Como se tornar um macho Alfa?

Trabalhando suas crenças. Lembre: as pessoas veem você exatamente como você se vê.

Se você se sentir como uma pessoa de sucesso, bonito, valioso, líder, bem relacionado e atraente, as pessoas vão vê-lo exatamente assim, você vai se tornar um imã humano.

Infelizmente isso não é uma coisa que você possa fingir, porque se você sente que você está fingindo, as pessoas também vão sentir.

E um fingido, um falso, não é exatamente atraente.

Para que você adquira a autoconfiança necessária você vai precisar melhorar em vários aspectos, não vai ser do dia para a noite.

Mas a partir de uma semana você vai começar a sentir os resultados e as pessoas também vão notar a diferença.

Esse não é um processo que dá resultado do dia para a noite, é como ir à academia.

Se você for à academia durante um dia nada acontece, se você for dois dias nenhum resultado, agora se você for durante 100 dias seguidos você será uma pessoa totalmente diferente.

A consistência: o segredo para o sucesso em todas as áreas da vida, incluindo a sedução

Em um mundo onde buscamos constantemente atalhos e resultados instantâneos, a verdadeira chave para o sucesso em qualquer empreendimento, seja na saúde, nas finanças, na carreira ou até mesmo na sedução, é a consistência. Mais do que intensidade ou sorte, a consistência é o alicerce sobre o qual construímos nossas conquistas mais duradouras e significativas.

Saúde

Quando se trata de saúde, a consistência é fundamental. Não é apenas sobre realizar uma dieta radical por algumas semanas ou treinar intensamente por alguns dias. Em vez disso, é sobre adotar hábitos saudáveis de forma consistente ao longo do tempo. É sobre fazer escolhas alimentares saudáveis todos os dias, manter uma rotina de exercícios regular e cuidar do corpo e da mente de forma contínua. A verdadeira saúde é construída por meio de pequenas ações consistentes, não por medidas drásticas esporádicas.

Sucesso financeiro

No campo das finanças, a consistência é o que separa os bem-sucedidos daqueles que lutam para equilibrar suas contas. Não é sobre ganhar na loteria ou investir em uma única oportunidade de sucesso. Em vez disso, é sobre poupar e investir regularmente ao longo do tempo, mesmo que seja em quantias modestas. É sobre viver dentro de seus meios e tomar decisões financeiras sólidas consistentemente. O verdadeiro sucesso financeiro é construído com paciência e disciplina, não com apostas arriscadas ou ganhos rápidos.

Sucesso profissional

No mundo profissional, a consistência é uma qualidade altamente valorizada. Não é apenas sobre realizar um trabalho excepcional de vez em quando, mas sim sobre entregar resultados consistentes e de alta qualidade. É sobre mostrar compromisso, dedicação e persistência em sua carreira. A ascensão profissional não é alcançada por grandes realizações ocasionais, mas sim por um trabalho consistente e diligente ao longo do tempo.

Sedução

Até mesmo no jogo da sedução a consistência desempenha um papel crucial. Não se trata apenas de fazer um esforço hercúleo em uma única interação, mas sim de cultivar relacionamentos de forma constante e genuína ao longo do tempo. É sobre ser autêntico, confiável e presente. A verdadeira sedução não é conquistada por gestos grandiosos ou palavras extravagantes, mas sim por uma conexão autêntica e duradoura.

Em todas as áreas da vida, a consistência é o verdadeiro segredo para o sucesso duradouro. Enquanto a intensidade pode proporcionar momentos de avanço rápido e a sorte pode abrir portas inesperadas, é a consistência que sustenta o progresso a longo prazo. Portanto, se você deseja alcançar o sucesso em qualquer empreendimento, lembre-se sempre do poder da consistência.

Comece trabalhando nestas áreas da sua vida:

Física: comece a fazer alguma atividade física, de preferência musculação, para você se sentir mais forte. Se optar por algum esporte ao ar livre e aeróbico, como corrida, bike ou natação, de quebra, você vai adquirir um eterno bronzeado que lhe dará uma aparência saudável e natural. Além disso, o exercício vai fazer o seu cérebro liberar endorfina, o hormônio da felicidade.

Durma pelo menos oito horas por noite, isso vai melhorar sua pele e, também, sua energia e disposição.

Melhore sua alimentação e vestimenta - falarei mais sobre isso.

Dieta: foque em comer legumes, verduras, frutas e proteínas, elimine o açúcar e a farinha branca da sua vida, em um mês você vai se sentir uma pessoa totalmente diferente.

Bebidas e drogas: aqui vai um conselho de quem já usou quase de tudo e bebeu muito, não existe coisa pior para seu bem-estar, energia e saúde.

Pense: se você precisa beber ou usar drogas para gostar de estar com alguma pessoa ou de determinada situação, é porque você não gosta realmente dessas pessoas ou de fazer determinada coisa.

Para mim o pior de tudo é como (no caso da bebida) ela muda seu comportamento, você fica muito mais impaciente, ansioso e reativo.

Você acha que é normal porque todo mundo bebe, mas só entende essas coisas depois que você para de beber ou usar.

Hoje existe uma normalização do uso da bebida, nos filmes e séries você vê os protagonistas bebendo e no outro dia acordando como se nada tivesse acontecido.

Não se engane, a bebida é tóxica, é um veneno que você coloca dentro do seu corpo.

Dica de pegador
Você sabe qual a arma número 1 do macho Alpha? O sorriso. Em qualquer ambiente que ele entra, está sempre sorrindo e irradiando energia e autoconfiança.

Filmes

Assista a filmes com os galãs que deixam a mulherada louca, como Brad Pitt, George Clooney, Mel Gibson, Hugh Jackman, Justin Timberlake, Jude Law, Matthew McConaughey e o megamacho Alfa, Tom Cruise.

Repare em como eles se vestem, andam, falam, bebem, se sentam, conversam e tratam as mulheres.

Estude, observe e copie como eles agem.

Filmes são uma valiosa referência para todos os pegadores, além de divertidos, eles podem ser educacionais desde que você saiba a quais assistir.

Quase todo mundo assiste a um filme de vez em quando, por que não aproveitar e aprender algumas coisas que podem ajudá-lo a pegar mais mulheres?

Assistir aos filmes certos pode ser uma das melhores maneiras de aprender como lidar com as mulheres no mundo real, porque você pode ver e ouvir como o ator que está interpretando esses mestres da sedução, como está se relacionando com as mulheres que estão conquistando.

Em muitos casos, essa maneira visual de aprendizado é a melhor, e ver as coisas em ação pode realmente ajudá-lo a aprender a maneira apropriada de visualizar e utilizar todas as coisas que você está aprendendo por aqui.

Abaixo eu coloquei uma lista dos meus filmes e séries favoritos no que diz respeito a lidar com as mulheres, todos podem ajudar com uma tonelada de dicas se você prestar atenção e tiver uma mente aberta.

Divirta-se!

Filmes

- Alfie, o Sedutor
- Hitch, Conselheiro Amoroso
- Magnólia
- Drive
- Don Juan DeMarco
- Clube da Luta
- Penetras Bons de Bico
- Do Que as Mulheres Gostam
- O Poderoso Chefão
- Top Gun
- Gladiador

Séries

- Billions
- Justified
- Californication
- Breaking Bad
- House of Cards
- The Sopranos
- Mad Men

Agora, você sabe o que é o mais importante para você se tornar um macho Alfa?

Estudar. O macho Alfa agrega conhecimento para o bem comum dos seus próximos. Por isso é tão interessante estar ao lado de um.

Leia. Seja curioso. Vá a uma livraria e estude diversos assuntos.

Histórias de civilizações antigas, romances, suspense. Bolsa de Valores. Vinhos. Mulheres. Biografias. Seja eclético nas suas leituras.

Procure, inclusive, estudar sobre este assunto: como conquistar mulheres.

> Apesar de, ao final do livro, você achar que já está pronto para ganhar a vida com a mulherada, isso pode ser um grande erro.

Sua jornada, neste campo, está apenas começando.

Prepare-se para mudar de vida.

Vou recomendar alguns livros para você, que, se você os ler, vai estar na frente de 99,9% da população:

- *O Otimista Racional* – Matt Ridley
- *Sapiens: uma breve história da humanidade* – Yuval Noah Harari
- *O Almanaque de Naval Ravikant: um guia para a riqueza e a felicidade* – Eric Jorgenson
- *A Guide to the Good Life: The Ancient Art of Stoic Joy* – William B. Irvine
- *F*deu Geral: um livro sobre esperança?* – Mark Manson
- *As Ferramentas de Titãs* – Tim Ferriss
- *Ganhar de Lavada* e *Como Fracassar em Quase Tudo e Ainda Ser Bem-sucedido* – Scott Adams
- *O Jogo: a bíblia da sedução* – Neil Strauss
- *Flashbacks* – Timothy Leary
- *Armas da Persuasão 2.0* – Robert Cialdini
- *Expert Secrets* – Russel Bruson (bíblia do marketing digital)

- *As 48 Leis do Poder* – Robert Green
- *Rápido e Devagar: duas formas de pensar* – Daniel Kahneman
- *Manual de Persuasão do FBI* – Jack Schafer e Marvin Karlins
- *Pense e Enriqueça* – Napoleon Hill
- *Poder sem Limites* – Tony Robbins

Agora, se você é como a maioria da população, não deve estar habituado ou acha que não gosta de ler, eu tenho uma má notícia para você. Se quiser mudar sua vida, vai precisar criar o hábito da leitura.

Eu garanto que, se você ler 20 minutos por dia, durante 90 dias, vai ser uma pessoa completamente diferente do que você é hoje.

Aqui vão algumas dicas para você adquirir esse hábito importantíssimo.

- Leia pela manhã. Acorde, tome um banho (gelado é melhor), se arrume, tome um café e comece.
- Se você não estiver gostando de um livro, pule uns capítulos e, se continuar a achar chato, dispense o livro.
- Não se sinta obrigado a ler um livro até o final, muitos livros têm uma ideia muito boa, que eles explicam no primeiro capítulo e ficam repetindo e dando exemplos durante todo o resto do livro.
- Leia dois ou três livros ao mesmo tempo, de assuntos diferentes. Eu leio um capítulo de cada um por dia.

Aprenda agora!
Para ser um macho Alfa você tem que estudar. Não pela próxima semana ou no mês que vem, mas até o fim da vida e todos os dias.

Resumindo, as suas qualidades para se tornar um ímã de mulheres são:
- Oferecer uma enorme quantidade de valor ao mundo à sua volta.
- Amar-se verdadeiramente.
- Amar e proteger aqueles que são importantes para si mesmos, ou seja, que se amam.

- Irradiar energia positiva e otimismo.
- Respeitar a si mesmo, seu corpo, vestir-se com estilo e ter uma vida saudável.
- Fazer o que a maioria das pessoas não está disposta a fazer.

PASSO 3

MITOS

Quando se trata de como seduzir uma mulher, existem muitos mitos que nós ouvimos desde que éramos adolescentes e começamos a nos interessar por garotas.

Eu, por exemplo, não sou tão alto quanto gostaria, meus olhos não são azuis e não tenho o sorriso do Brad Pitt.

Até pensei em cirurgia para dar um jeito no meu nariz. Mas, quando comecei a falar com as mulheres que eu realmente desejava, percebi que isso não influenciava nada.

Contanto que eu esteja limpo e arrumado, tudo o que eu preciso é usar as minhas táticas.

É importante que você saiba separar as verdades das mentiras.

Existem milhões, mas eu listei as mais famosas e, na minha opinião, as mais cabeludas.

Mito 1 – Se eu falar com ela, ela vai me ignorar – ou pior, vai dizer alguma coisa que vai me deixar envergonhado.

Acho que você vai ficar surpreso com o que vou lhe dizer: quanto mais difícil for falar com uma mulher, menor a chance de você levar um fora desagradável.

Por quê? Porque as pessoas são treinadas para serem corteses e bem-educadas, a não ser que se sintam intimidadas.

Ou seja, a pior coisa que pode acontecer é ela virar e dizer que não, educadamente, ou sair e fugir para o banheiro.

Ficar pensando no lado ruim das coisas só vai prejudicar você mesmo. Pare com essa mania de pensar sempre no pior.

Mito 2 – As pessoas estão olhando para mim, julgando ou tirando sarro de mim.

Isso é um pouco verdadeiro. É claro que as pessoas estão o olhando, ou melhor, o vendo. Mas não, necessariamente, julgando-o.

Acredite: a maioria está muito ocupada, preocupando-se e pensando em si mesma.

Além disso, se alguém vir você falando com uma mulher, é mais provável que pense que você já a conhece.

Então, aja como se você já a conhecesse. Isso vai ajudar a não se preocupar com o que os outros pensam e vai tornar a sua tática mais eficiente.

Mito 3 – Mulheres não gostam de caras legais. Preferem os canalhas.

Tenho certeza de que você já ouviu isso mais de mil vezes. E fique tranquilo: é a mais pura mentira.

Não faz nenhuma diferença se você é bonzinho ou um canalha, se você é bom ou ruim. O que faz a diferença é se você é uma figura forte ou fraca.

As mulheres se derretem por caras que demonstram segurança. Elas querem se sentir seguras.

Então, se você é um cara bonzinho, pode ser ao mesmo tempo um cara forte.

Cuidado com a sua definição de legal. Se isso significa querer que todo mundo goste de você e que ninguém pense mal a seu respeito... então, você é o lado ruim de um cara legal.

Não confunda um cara legal com um medroso de cabeça fraca e baixa autoestima

Mito 4 – Eu não sou bonito, rico ou famoso o suficiente para sair com as gatas.

Isso até me faz rir. Existem milionários e galãs de TV com o mesmo problema. Eu aprendi que, apesar de dinheiro, beleza e fama facilitarem o processo, eles não são necessários.

Antes um cara bem arrumado, limpo e cheiroso do que um bonitão malcuidado.

Contanto que você esteja bem-vestido, cheiroso e limpo, não há problema.

Quanto à fama e ao dinheiro, se você não os tem, demonstra que almeja ser bem-sucedido na sua carreira e que tem um plano para isso, é um aspecto tão forte quanto já ter chegado ao topo.

Nos próximos dias, nós vamos dar um jeito nisso também.

Mito 5 – Alguns caras já nascem com o dom de conquistar mulheres. Outros não conseguem e nunca vão conseguir.

Ainda bem que há um terceiro tipo de cara: aquele que estuda e chega lá.

Mito 6 – Tudo o que eu tenho que fazer é ser eu mesmo. Vou conhecer a mulher certa, que vai gostar de mim pelo que eu sou.

Isso é verdade se você realmente sabe quem é, quais são seus pontos fortes e como usá-los de forma inteligente.

Na maioria das vezes, esse mito é usado como desculpa para quem não quer fazer nada e, logicamente, aceita ter uma "vidinha" – mesmo não sendo a vida que sempre sonhou.

Então, em vez de apenas ser você mesmo, gaste seu tempo procurando melhorar suas qualidades e destaque o melhor de você.

Mito 7 – As mulheres não gostam tanto de sexo como os homens. Elas estão mais interessadas no relacionamento.

Se você realmente acredita nisso, então não deve ter passado muito tempo ouvindo o que elas falam. Vou apresentar três fatos:

1. Elas têm mais terminações nervosas no clitóris do que o homem no pênis inteiro.
2. Elas podem conseguir orgasmos que duram **MINUTOS**. Qual foi a última vez em que você teve um desses?
3. Elas podem ter um orgasmo atrás do outro sem precisar descansar.

Foi feita uma pesquisa que o orgasmo feminino tem tanta eletricidade que dá pra ligar até um Fusca velho.

Não vou me alongar muito nesse assunto. As mulheres têm vantagens. Sexo para elas é ainda melhor do que para nós. Por que, então, elas não iriam gostar?

Mito 8 – Para saber o que uma mulher quer é só lhe perguntar.

Isso não poderia ser mais falso quando se trata de homem.

Na verdade, as mulheres têm a impressão de saber exatamente o que querem.

Exemplo: um loiro, alto, de olhos claros, neurocirurgião e blábláblá. Eu tenho uma amiga que dizia que só se sentia atraída por caras desse tipo. Então ela conheceu o atual marido dela: japonês, não muito alto, engenheiro.

E ela é completamente apaixonada por ele. Moral da história: as mulheres não sabem o que as atrai.

Elas acham que se sentem atraídas por um pavão bonito, mas quem as deixa de pernas bambas é o cara que lhes dá a sensação de segurança.

PASSO 4

CUIDE-SE

Autoestima

Um ótimo jeito de melhorar sua autoestima é se vestir melhor. Use o tempo extra que sobra de manhã para arrumar melhor o cabelo ou finalmente ir ao cabeleireiro.

Invista em um bom creme com protetor solar antes de sair de casa. Vá se bronzear. Isso vai aumentar sua autoestima.

Isso sem falar que vai livrá-lo de umas espinhas indesejáveis e deixá-lo da cor mais atraente.

Um fato interessante é que à medida que sua autoestima cresce, sua habilidade e vontade de seduzir mulheres crescem também.

Em resumo: comece a se cuidar. As mulheres percebem pequenos detalhes.

Antes de sair de casa, olhe-se no espelho e veja como ficou. Veja o quanto você está bonito, saia confiante.

Como eu falei anteriormente, não é necessário ser o clone do Brad Pitt para atrair todas as bonitas.

Mas existem algumas coisas que são fundamentais. Além de atrair a mulherada, vão o ajudar a ser mais higiênico.

A conquista e a sedução são uma soma de pontos. Quanto mais pontos você tiver com ela, mais fácil será levá-la para a cama.

Dez entre dez mulheres afirmam que querem estar com alguém que se cuide – porém não querem estar com alguém que se cuide mais do que elas.

Não estamos falando só da aparência, mas também da alimentação, saúde e estado mental.

Se as mulheres normais já querem isso, imagine aquelas modelos maravilhosas.

O corpo é o seu instrumento de trabalho, se ela vir em você uma preocupação (não em se tornar Mister Universo, mas uma preocupação saudável e inteligente), vai se sentir mais atraída por você.

Então, aprenda alguns pontos básicos a seguir.

Na hora do banho, um sabonete apenas não é o suficiente. Xampu e condicionador não são dispensáveis.

Responda: quando está deitado com ela, vendo um filme, você gosta de passar a mão num cabelo macio e cheiroso ou numa cabeça cheia de caspas, com um cabelo duro e fedido? Pois é, elas pensam a mesma coisa.

Vá ao cabeleireiro regularmente, de preferência de 15 em 15 dias ou mensalmente.

Isso lhe dará uma aparência melhor e você ganha pontos; não só com as mulheres, mas com seu chefe, sua sogra... E, de quebra, sua autoestima melhora. Além do cabelo, não se esqueça da barba.

Não importa se você usa ou não barba ou bigode. O que importa é se eles estão bem aparados.

Vale a pena também investir em um bom feromônio, isto é, perfume. Você cairia para trás se soubesse o quanto as mulheres dão valor a esse tipo de cuidado com a aparência. Uma fragrância gostosa, que fique em você, para ela não desgrudar do seu pescoço... Só não vá tomar banho com o perfume!

Duas borrifadas é o suficiente. E tome cuidado: conforme o uso do perfume, nos acostumamos com o cheiro. E a tendência é passar mais e mais.

Às vezes, você pode achar que está cheiroso como um galã, mas quem está ao seu lado não aguenta o exagero.

Bom, eu sei que pode parecer óbvio, mas muitos já cometeram este erro: o **mau hálito é imperdoável**.

Cuidado com o que você come antes de ir falar com uma mulher. Se for alho, cebola, sushi, pode esquecer.

Além disso, não custa nada escovar os dentes depois das refeições e, de vez em quando, mascar um chiclete ou chupar uma bala.

Já foi dito, mas sempre é bom repetir: entre na academia e, claro, consiga um bronzeado, de preferência (não obrigatoriamente) natural.

Como construir confiança

O melhor conselho que eu posso dar é: mude seu estilo de vida.

Mude sua percepção de como vê as coisas, porque a percepção muda a realidade.

Mude como enxerga as coisas e sua realidade vai mudar e você vai aumentar seus níveis de confiança. Viva para você.

Faça coisas que o deixem feliz. Faça coisas nas quais você é bom. Tente encontrar um hobby, que pode ser atividade física, um curso específico para aprender coisas que agreguem, como gastronomia, ioga, entre outras, onde há muitas mulheres de valor e, de quebra, flexíveis. Faça esportes que vão melhorar seu corpo, como nadar, jogar tênis etc. Frequente livrarias, museus e bibliotecas. Leia livros e veja filmes que vão agregar valor, vão deixá-lo mais esperto e a sua conversa mais interessante.

Uma das coisas que você precisa aprender é que a felicidade está no progresso, sempre que aprende algo novo e melhora suas habilidades em algo que você gosta de fazer (no meu caso no surfe), você fica mais feliz e confiante, o que o torna imediatamente mais atraente.

Outra coisa: a partir de agora, você vai banir as camisetas, as camisas e jaquetas do tipo "amarelo-berrante" ou "laranja", ou combinações como: vermelho escarlate e marrom antigo, assim como todo e qualquer tipo de roupa ridícula. Para ser mais específico: sabe aquela roupa que a gente pensa duas vezes antes de vestir? Pode mandar para a doação!

Em caso de vestimenta, gaste duas vezes e compre duas vezes menos.

Torne-se um seguidor das *pages* masculinas especializadas em moda e comportamento

Pode parecer gay, mas vai lhe dar uma noção muito melhor de como se vestir, tendências, música, cinema, literatura e cultura em geral. Isso gera valor e o torna nobre.

Duas coisas chamam a atenção: o bonito e o ridículo.

Se você não é estilista nem entende muito bem de moda, não se arrisque a usar misturas de cores diferentes e correr o risco de parecer que sua mãe daltônica o vestiu.

Afinal, o que chama mais a atenção não é o espalhafatoso, e sim um cara bem-vestido, com roupas da moda... Mas nada que ofusque o olhar.

Confie em mim quando digo: uma combinação básica de cores é 80% de garantia de que você vai acertar.

Além disso, as roupas têm que ser compradas no tamanho certo.

Nada de "Vou comprar uma camisa mais larga para parecer mais magro". Isso não funciona. Ao contrário, vai parecer que a camisa não é sua.

Porém, eu sei que a maioria dos homens, quando leem isso, não fazem ideia do que estou falando.

Portanto, elaborei um guia básico de roupas para algumas ocasiões:

Shopping ou cinema: calça jeans, camisa ou camiseta, tênis ou sapato. Enfim, é uma hora tranquila. Não precisa se enfeitar todo. Se você for no lugar errado com aquele seu tênis velho e uma calça rasgada, vai perder pontos.

Praia: sunga, bermuda, camiseta e chinelo. E muito cuidado! O mais importante é não ficar de bermuda na praia. É ridículo um cara com a coxa toda pálida. Também não misture xadrez com listras ou estampas muito coloridas. Prefira cores neutras e de fácil combinação.

Bar: jeans descolado, camisa (nunca use camisa para dentro da calça!) ou camiseta. Aqui, você pode usar suas roupas mais legais.

Balada: neste caso, vale a pena investir um pouco em roupas legais. Vá a uma loja bacana com uma amiga ou sua irmã. Deixe que elas façam a combinação. Camisa preta é ESSENCIAL, COMPRE DUAS.

Happy hour: normalmente, um *happy hour* é logo depois do trabalho, certo? Você pode seguir o mesmo padrão de roupa que usaria num bar. Mas perderá pontos se for com a camisa amassada, com cara de que foi usada no dia inteiro. Solução: leve uma camisa extra para o trabalho. Se for sair, coloque a nova.

Almoço ou jantar com a "sogra": pode ter certeza de que ela vai fazer comentários a seu respeito assim que você sair. Portanto, não custa nada evitar um dos tópicos que ela com certeza vai falar: sua roupa. Não precisa ir de smoking, mas prefira uma camisa e uma calça para um jantar de aniversário e, para um almoço, uma roupa bonita, que pode ser algo mais descontraído.

Acessórios: aqui vale a pena investir para se diferenciar, como anéis, colares, pulseiras, chapéus e relógios. Aprenda a arte do **Peacocking**.

Peacocking

É exatamente a cauda incômoda e volumosa do pavão que garante sua sobrevivência. Alguma coisa acontece quando ele abre aquele leque de plumas coloridas.

E conosco não é muito diferente. Dizemos que aquele que usa roupas extravagantes está se mostrando como um pavão.

Se fizer isso, as mulheres vão olhá-lo mais, enquanto os caras sem graça vão fazer um comentário maldoso.

Vale ou não a pena?

Isso significa que mais pessoas estão olhando e falando de você, ou seja, mais pressão social. Use isso ao seu favor.

As pessoas respeitam-no quando você demonstra que mesmo sob pressão social se sente confortável, que está acostumado com esse tipo de coisa e não se afeta por isso.

Mesmo que você não use roupas convencionais, ainda sobrevive neste mundo!

As mulheres vão pensar: "Uau, apesar dessas roupas ele ainda está lá, vivo!". Elas percebem isso como dominância social.

A chave é que as pessoas precisam ver sua personalidade combinando com sua imagem.

Imagine a cena. Você entra num bar e, numa mesa, você vê um homem vestido com uma calça jeans escura, uma camisa colorida e um chapéu, uma mulher em cada braço e vários amigos rindo com ele e do que ele diz.

Não é apenas você que vai perceber esse cara,
mas o resto do bar inteiro.

E as mulheres vão cochichar "*Quem será aquele cara?*" e *se alguém pode apresentá-las a elas.*

Mas o mesmo homem, com as mesmas roupas, sentado sozinho num canto, vai parecer um rejeitado.

Aparecer tem que ser uma expressão única e somente de maior valor. De outra forma, isso não apenas perde o efeito desejado como também pode ir contra você.

Enfim, é por isso que eu me visto como um artista.

Mas meus amigos apenas usam alguns acessórios legais, como uma jaqueta com um desenho em spray atrás, uma corrente grande, botas, coisas do tipo.

Preparar um estilo para aparecer não é coisa fácil.

Em muitos lugares do mundo inteiro homens estão procurando algo que fique bem e que faça as mulheres repararem neles.

Mas tente apenas usar uma peça diferente, curiosa, mais colorida. E comece por aí.

Por exemplo, se você está falando com uma mulher e ela percebe que o assunto está acabando, ela pode falar de repente: "Hum, que colar bonito...". Esse é o jeito dela de continuar a conversa de um jeito natural.

Mais de uma vez mulheres vieram até mim e disseram ou que adoraram ou que detestaram meu colar, para elas eu digo:

"Não, você está se sentindo atraída por mim!".

Você pode usar acessórios também em várias rotinas, ou deixar algo (colar, chapéu) com a menina pra ela tomar conta enquanto você dá uma volta e diz que pega depois.

Muito bem, agora que você já sabe como se vestir e cuidar da higiene, precisamos falar da sua saúde.

Eu sei que você não comprou este livro com tal objetivo, mas se quiser ter sucesso com as mulheres, tem que seguir o que eu falo. E ponto final!

Como se tornar mais atraente?

O poder da testosterona

Você já se perguntou por que algumas pessoas parecem irradiar confiança, charme e atração? Bem, a resposta pode estar mais próxima do que você imagina: a testosterona. Sim, esse hormônio esteroide não é apenas responsável pelo desenvolvimento sexual masculino, mas também desempenha um papel crucial em como nos sentimos e nos apresentamos ao mundo.

O triunvirato da testosterona: alimentação, atividade física e sono

Pessoas que se alimentam bem, fazem exercícios regularmente e têm uma boa qualidade de sono tendem a ter níveis mais elevados de testosterona. Uma dieta rica em proteínas, gorduras saudáveis, vitaminas e minerais essenciais fornece os nutrientes necessários para a produção adequada de testosterona. Além disso, a prática regular de exercícios físicos, especialmente os de resistência e musculação, estimula a produção natural de testosterona pelo corpo. E, claro, o sono de qualidade é crucial, já que a maioria da produção de testosterona ocorre durante o sono profundo e ininterrupto.

O impacto da testosterona na atração e no jogo da sedução

Agora, vamos falar sobre o aspecto mais intrigante: como a testosterona afeta sua atratividade e sucesso no jogo da sedução. Quando seus níveis de testosterona estão equilibrados e saudáveis, você irradia confiança, assertividade e energia positiva. Essas características são irresistíveis e naturalmente atraem outras pessoas. Além disso, a testosterona está diretamente ligada à libido e ao desejo sexual, o que pode torná-lo mais confiante e competente na arte da sedução.

Conclusão: investindo em você para o sucesso

Em suma, cuidar da sua saúde física, mental e emocional é essencial não apenas para sua qualidade de vida, mas também para o seu sucesso no jogo da sedução. Ao priorizar uma alimentação saudável, atividade física regular, sono adequado e manter uma atitude positiva, você aumenta seus níveis de testosterona e se torna mais atraente e confiante. Então, invista em você mesmo e colha os frutos no jogo da sedução e em todas as áreas da sua vida.

Masturbação: inimiga da sedução

Se você é como era antes e adorava bater uma com seu amigo, você já parou para pensar que aquela prática aparentemente inofensiva pode estar afetando sua vida amorosa de maneiras que você nem imaginava? A masturbação, muitas vezes vista como um hábito comum e até saudável, pode ter consequências negativas no jogo da sedução e na sua capacidade de atrair parceiros. Vamos explorar como isso acontece.

1. Liberação de hormônios indutores de relaxamento: durante a masturbação, o corpo libera uma série de hormônios, como a dopamina e a oxitocina, que estão associados à sensação de prazer e relaxamento. Embora esses hormônios sejam benéficos em doses controladas, um excesso deles pode levar à indolência e à falta de motivação, o que pode afetar sua energia e entusiasmo na busca por parceiros.

2. Redução da testosterona: estudos sugerem que a masturbação excessiva pode levar a uma diminuição dos níveis de testosterona, o hormônio fundamental para o desejo sexual e a atração (como já explicamos acima). Com níveis mais baixos de testosterona, você pode se sentir menos confiante e menos inclinado a se envolver em interações sociais e românticas.

3. Diminuição do desejo e da vontade: a gratificação instantânea proporcionada pela masturbação pode levar a uma diminuição do desejo e da vontade de buscar parceiros sexuais reais. Isso pode resultar em um ciclo vicioso, no qual você prefere a satisfação solitária em vez de investir tempo e esforço em relacionamentos significativos.

4. Impacto na atração: além dos aspectos hormonais, a masturbação pode afetar indiretamente sua capacidade de atrair parceiros. A falta de energia, confiança e motivação resultante desse hábito pode se refletir em sua linguagem corporal, tom de voz e até mesmo em sua aparência geral, tornando-o menos atraente aos olhos dos outros.

Por isso, vai por mim, masturbe-se o menos possível e quando tiver um evento, festa ou balada, fique pelo menos dois a três dias sem ejacular. Sua energia vai ser completamente diferente.

Você acha mesmo que uma mulher vai se sentir atraída por um cara que não está nem aí para si mesmo? Garanto que não.

Não há problema em ser gordo ou muito magro, o que importa é ser saudável.

Além de seduzir mulheres com maestria, também trabalho na área da nutrição, vou passar uma lista rápida de alguns hábitos muito simples que podem mudar sua vida e tenho certeza do que estou falando.

Siga estes passos:

- tomar pelo menos 2 litros de água por dia. Também pode ser chá. Refrigerante ou suco de saquinho não valem. Isso vai controlar a oleosidade da pele e do cabelo, deixá-lo menos inchado e você vai demorar mais para ter rugas;
- comer no intervalo das refeições. Vai ajudá-lo a ter menos fome quando for almoçar ou jantar. E, de quebra, vai ajudar a perder os quilos extras. Se você não tem quilos extras a perder, vai ajudar a ser mais saudável;
- fazer um prato colorido. Se você conseguir colocar sete cores de alimentos no prato, a chance de consumir mais nutrientes será maior. E, portanto, ter uma alimentação mais saudável;
- evitar excessos, tais como de bebida, doce, fritura e massa. Nada em excesso faz bem ao corpo;
- fazer exercícios. Você não precisa necessariamente entrar numa academia. Correr no parque, andar de bicicleta ou passear com o cachorro já é melhor que nada. Além disso, são situações para conhecer mulheres.

Você vai ficar surpreso com os benefícios que todas essas dicas vão trazer à sua saúde.

Imagine acordar de manhã com mais disposição, mais bonito, mais magro e com mais chances de terminar o dia com aquela que você achou a mais gostosa na sua cama!

Agora que você já sabe como cuidar da saúde e da aparência, só falta mais uma coisa: como cuidar da saúde mental.

Mulheres gostam de caras inteligentes e interessantes.

E o único jeito de você se aprimorar é estudando. Estudar é um hábito que você deve ter até o fim da vida.

Não estou dizendo para pegar o livro de Matemática e calcular o valor de x. Refiro-me a se informar diariamente sobre tudo do mundo político, empresarial e, também, do seu ramo de atuação.

Leia livros de assuntos diversos – pelo menos um por mês.

E estude, estude muito sobre mulheres. É como se você estivesse aprendendo uma nova língua. Como se estivesse prestes a desvendar os segredos de uma cultura diferente da sua. Você **tem** que estar preparado.

Felizmente, estudar assuntos que interessam às mulheres é facílimo. Responda rápido: qual é o maior público das novelas, mulheres ou homens?

A resposta é: 99% mulheres. Na verdade, novelas e filmes românticos foram escritos para elas. O empoderamento está na moda, e elas leem muito sobre isso.

Isso vai ajudá-lo a entender como elas pensam. Visite, de vez em quando, *sites* ultrafeministas.

Sabendo como e o que elas pensam, fica mais fácil saber o que fazer para conquistá-las.

É claro que eu não espero que você faça tudo isso em um dia.

Mas, em uma semana, é obrigatório você ter adquirido e colocado em prática pelo menos 25% do que lhe ensinei.

PASSO 5

OS MELHORES LUGARES PARA CONHECER MULHERES

O grande segredo: por que locais com maior percentual de mulheres são ideais para conhecer mulheres

Você já se perguntou por que alguns lugares parecem ser mais propícios para conhecer mulheres do que outros? Bem, há um segredo que muitos não consideram: o percentual de mulheres em um determinado local. Na arte da sedução, esse é um fator crucial.

O equilíbrio de gênero

Imagine este cenário: você entra em um bar ou clube e percebe que há duas mulheres para cada homem presente. Parece um sonho? Bem, para muitos, esse é o paraíso da sedução. Mas por que isso é tão importante?

A dinâmica social

Quando há mais mulheres do que homens em um ambiente, várias dinâmicas sociais entram em jogo. Primeiro, as mulheres se sentem mais à vontade e relaxadas. Elas não se sentem sob pressão para competir pela atenção masculina, o que as torna mais receptivas a interações sociais.

Menos competição, mais oportunidades

Com menos competição masculina, você se destaca mais naturalmente. Em uma situação em que há mais homens do que mulheres, é fácil ser apenas mais um na multidão. Mas quando a proporção se inverte, você se torna uma mercadoria mais rara e valiosa.

Facilita a abordagem

Quando as mulheres se sentem mais à vontade, elas também estão mais abertas a serem abordadas. Elas estão lá para se divertir e socializar, e isso cria uma atmosfera em que iniciar uma conversa não parece uma invasão de espaço pessoal, mas sim uma oportunidade bem-vinda para trocar algumas palavras.

Se você está procurando aumentar suas chances de sucesso no jogo da sedução, considere os lugares que frequenta. Locais com uma proporção maior de mulheres oferecem um terreno mais fértil para conhecer novas pessoas e estabelecer conexões significativas. Então, da próxima vez que sair, procure por esses lugares onde as mulheres são a maioria e veja como isso pode mudar sua experiência de socialização.

Antes de relacionar os melhores lugares para você conhecer mulheres, vou lhe mostrar uma estatística muito interessante:

35% dos casais se encontraram graças a amigos, familiares ou no ambiente de trabalho. Ou seja, apenas
5% dos casais se conheceram em bares baladas etc.
E os 60% restante, claro, se encontram pela rede mundial de computadores, isto é, a internet e seus apps.

Se você se cadastrou nos apps de encontro, você já demostra alguma carência ou desespero. Mas tudo bem, vivemos em uma época complicada e perambular atrás de alguém na internet já está normatizado.

Eu sou do tipo de homem que acredito que devemos nos encantar com as pessoas pela essência e pela beleza original. Mas os apps são o espírito do tempo. E, muitas vezes, as pessoas andam tão enfurnadas em casa que, se não for desse jeito, não será de jeito nenhum.

Existem vários apps de encontros e você pode entrar em todos de uma vez, se estiver mesmo disposto a encontrar mulheres na sua vida. Reserve um tempo para isso, porque é algo demorado e que exige paciência e perseverança.

Muitas das fotos das garotas ali estão "photoshopadas". Muitas delas colocam fotos antigas, modificadas demais ou superproduzidas. E você pode ter uma baita decepção quando a encontrar na realidade.

Esteja pronto para surpresas.

As mulheres que entram em apps querem de tudo: sexo, amizade, relacionamentos sérios e até trair seus respectivos maridos.

Preparado para todo tipo de situação? Só dar *match*!

Escolha bem sua foto.

Muitos homens aparecem nos apps em fotos mal iluminadas, com fundos horríveis, em cozinhas desorganizadas, quartos sujos ou com amigos bebendo cerveja. Temos os clássicos: de regatas velhas, camisas de futebol e até com os peitos nus. Ninguém quer isso, não.

Coloque uma foto sua na natureza, mostre leveza, a pele bem tratada e um bom sorriso.

Se você malha todo dia, não mostre seus músculos avantajados. Ela vai achar pretensioso e isso demonstra vaidade.

Se você é rico, não poste fotos dos seus barcos e mansões, vai encontrar um monte de garota de programa pedindo PIX.

Se você é muito pobre, não exiba sua precariedade em fotos em laje ou com bonés estofados, isso espanta mulheres que buscam segurança e que estejam sonhando em procriar.

Se você gosta de festas, não poste suas fotos bebendo e em churrasco com amigos todos os dias, vai acontecer isto: ela vai achar você um fanfarrão e vai fugir da conversa!

Na conversa

Seja criativo. Não adianta só dizer: "Oi, tudo bem?". Ela pode visualizar muito tempo depois e dizer: "Oi, tudo!" e desaparecer. Escreva algo como: "Uau, esse biquíni fica bem em você, não sei se é o azul ou as suas curvas."

Elogie algum detalhe, como uma pinta, um piercing, uma tatuagem ou a cor dos olhos e dos cabelos. Comente alguma coisa que ela deixou em sua descrição: "Ah, você é libriana. Sempre quis conhecer uma mais profundamente. Tenho amigas de Libra e são muito inteligentes". "Você é atriz de teatro. Minha arte favorita."

Pergunte o gosto musical dela, peça sugestões de bandas e músicas que ela escuta.

Seja curioso sobre os esportes que ela pratica, diga que quer jogar com ela um dia.

Mande uma figurinha interessante, engraçada e diga que se lembrou dela quando viu.

Diga que está vendo um filme e critique, pergunte se ela já viu e o que ela achou.

Pergunte detalhes do dia a dia dela e de sua profissão. Mostre-se admirado pelas atribuições e predicados dela. Não fale só da beleza. Se ela é bonita mesmo, vai achá-lo monótono e repetitivo.

Seja gentil sempre, existem casos de homens que já chegam pedindo para ver fotos dela pelada ou de lingerie. Ela não vai levá-lo a sério, vai achá-lo um bruto, galinha e, lógico, vai sacar que você está na seca há muito tempo.

Seja rápido

Se você gostou das fotos dela e ela das suas e a conversa foi legal, se foi uma garota marcante para você, marque um encontro logo, não fique enrolando. A maioria dos caras guarda um monte de *matches* para falar quando estão bêbados ou carentões, ela vai perceber isso.

Mas antes...

Chame-a para conversar na câmera.

Um jeito de descobrir se está conversando com uma pessoa real e não um louco aproveitador ou uma mulher desesperada e totalmente problemática é convidá-la para um *call*. Sabemos que existem casos por aí em emboscada e criminosos que se passam por garotas gostosas. E você não quer acabar em um cativeiro.

No *call*, você vai ver se gosta da voz, dos gestos, da conversa e do astral. E pode ter certeza de que ela vai julgar você também. Nessa conversa, evite beber muito ou estar rodeado de pessoas. Também escolha um ambiente neutro, limpo. Ela não quer ver sua bagunça.

Deu certo o *call*?

Quando um homem é decidido, ele ganha pontos com a mulher. Ela se sente desejada, querida e também fantasia com você, se arruma e fica ansiosa para vê-lo pessoalmente.

Deixe que ela escolha o lugar, um restaurante, um shopping, um cinema, um aquário ou um parque. Assim ela se sente dando as cartas e você já conhece os gostos dela ali mesmo.

Off-line

A vida real, romântica ou sexual existe mesmo na realidade, por mais que a gente viva com o celular na mão como uma extensão de nós.

Assim como você tem medo de encontrar uma psicopata e cair num golpe, ela também. Faça sua parte, mostre leveza, educação. Tranquilize-a nos primeiros momentos. Isso vai deixar tudo mais orgânico, menos estressante e mecânico.

As pessoas sempre são diferentes na realidade do que on-line. Então, os primeiros minutos podem ser tensos e só depende de você deixar o clima mais solto. Seja despojado, divertido e receptivo. Pessoas mal-intencionadas costumam ser caladas, observadoras e fazem comentários negativos de cara. As mulheres, muitas, ficam ansiosas e confundem seus *feelings* com maus pensamentos. Faça com que ela se sinta segura.

A segunda coisa a fazer ao conhecê-la é observar como ela se produziu para você.

Não era o que você queria e estava muito além das fotos? Não comente. Elogie o perfume dela, curta o momento e pense que pode ter encontrado uma amiga. Não seja grosseiro descartando-a e dizendo na cara o quanto ela é fake news, que a foto é antiga ou que ela ganhou uns 8 quilos.

Agora, se a moça é realmente bonita e interessante, seja esperto. Elogie o perfume dela, a cor das unhas e o bom gosto ao escolher o restaurante ou o local onde estão. Olhe nos olhos dela quando ela falar e escute com atenção tudo o que ela diz. Comente o prato que ela escolheu, o drinque ou suco que ela está tomando e seus brincos ou anéis.

Não seja você também uma farsa. Conte a verdade sobre sua situação financeira, seu trabalho e, se ela perguntar sobre seu passado com as mulheres, seja taxativo e demostre que está bem-resolvido. Não chore pitangas sobre sua ex nem conte a ela que está lendo um livro sobre como conquistar mulheres. No geral, fale a verdade sobre sua REALIDADE. Imagine se você mente para ela neste encontro que é ricaço, tem um helicóptero, estuda Astrofísica e sabe fazer massagem tântrica? Vai que depois você se apaixona por ela e resolvem se casar? Bem feia vai ficar a situação.

Tudo certo no encontro?

Pois então, no final, pague a conta!

Sei que os tempos mudaram e muitas mulheres não precisam do seu dinheiro. Mas nem preciso dizer que é uma tremenda falta de educação tirar uma mulher do conforto do seu lar para ver um desconhecido completo e fazê-la gastar com isso. Ela já gastou com roupa, unhas, cremes e talvez tenha ido até o salão. Respeite isso e seja cavaleiro. Se ela insistir em pagar, diga a ela: "Podemos ir tomar mais um drinque daqui, ou um bom vinho, e fica por sua conta".

Outra dica: lembre-se sempre de tocá-la suavemente. Se ela estiver subindo pelas paredes, você vai notar. Não insista para levá-la para sua casa nem sugira um motel de supetão, deixe as coisas acontecerem naturalmente. Acompanhe-a até a casa dela, se ela o convidar para subir, vá com tudo. Se não, já deixe marcado um próximo encontro.

Outra coisa importante: ela sempre vai achar que você sai com mulheres que conhece on-line. Faça com que ela se sinta especial. Diga que não usa muito o app e que entrou porque um amigo se casou com uma moça muito legal e você se espelhou nessa experiência. Também pode ser mais taxativo: "Se era nosso destino, não importa onde nos encontramos!".

Agora, se o encontro foi bom, ela vai querer sair com você de novo. Se não, pode esquecer e nem precisa ficar em cima, mandando músicas e mensagens. Talvez ela tenha um relacionamento e esteja num mau momento, foi só carência ou ela não quer nada sério com ninguém.

Aí você parte para outro *match*, sempre seguindo as regras de gentileza, sem pedir nudes, "fotos de agora" ou falar baixarias vulgares.

Se seguir esses passos, pode encontrar a garota certa para você.

Encontros por meio de amigos

É bom você aproveitar o seu círculo de amizades.

E não me venha com aquela história de que só tem amigo homem. Se essa é a sua realidade, é a primeira coisa que vai ter que mudar.

O macho Alfa está sempre cercado por pessoas que o admiram.

E sempre há muitas mulheres ao seu redor. Então, a partir de hoje, você vai mudar aquela realidade.

Como?

Comece a frequentar mais festas. Melhor ainda, organize festas na sua casa.

Existe alguma mágica em ser anfitrião, já que, por ser o dono da casa, o dono da festa, você se torna uma pessoa especial.

Isso não quer dizer que não seja possível encontrar alguém na balada ou num parque – em outras palavras, alguém que você nunca viu antes.

Lembre-se de que as mulheres na balada sempre estão preparadas para serem abordadas, logo já têm a resposta na ponta da língua.

Já quando você chega numa mulher durante o dia na rua, supermercado, banco, escola, clube, quase sempre ela não espera ser cantada, na sua casa ela fica mais aberta e propícia a conversar.

Por outro lado, você deve se perguntar: por que as mulheres vão à balada e a bares?

Porque elas querem conhecer HOMENS, mas não qualquer um. Elas nos avaliam conforme nossas qualidades como líder, proteção e a quantidade de valor que agregamos a elas.

Sim, as mulheres querem ser cantadas, mas só para avaliar o tipo de homem que as está cantando e saber se ele é um candidato que vale a pena.

Mas, se você quiser conhecer alguém desse jeito, vai ter que se tornar um profissional. E, para tanto, é bom seguir todos os ensinamentos deste livro.

Por isso eu enumerei os melhores lugares para você conhecer mulheres.

Ambientes culturais

Livrarias, lojas de músicas, teatros, cinemas... Enfim, todos os lugares onde elas nunca imaginariam conhecer alguém.

É aí que você sai ganhando, porque tem o fator surpresa. Use-o bem. Não vá assustá-la.

Está comprovado que as pessoas se sentem mais atraídas por parceiros que compartilham do mesmo gosto musical, artístico, cultural.

Use isso para se aproximar da mulherada. Por exemplo, se você está com um livro na mão e ela se aproxima e pega o mesmo livro, não perca a chance de lhe perguntar alguma coisa ou fazer algum comentário a respeito dele ou do autor.

É bom mesmo você começar a frequentar livrarias e teatros. Não esqueça que, depois de terminar de ler este livro, você tem que estudar mais.

O estudo contínuo é a chave para o sucesso em todas as áreas.

Grupos de voluntários

O altruísmo é sexy. E, hoje em dia, é mais fácil de contribuir. Você não precisa cuidar de idosos ou dar uma de babá numa creche.

Mas pode ajudar a organizar uma carreata beneficente ou entrar em um grupo para voluntários.

Se você não sabe como, pesquise na internet como e onde colaborar.

As mulheres dão mais importância a esse assunto do que os homens. Assim, só o fato de você ser diferente já vai contar pontos.

Shoppings centers

Pesquisas feitas nos Estados Unidos apontam que as compras são motivadas por razões sociais, incluindo o desejo de novas experiências.

Num shopping, você encontra de tudo: ambientes para relaxar (como quiosques de massagem rápida, daquelas de 15 minutos), lugares legais para comer (além dos fast-foods) e lojas, é claro.

São vários ambientes para você se aventurar na conquista. Escolha o ambiente que mais se encaixa no seu perfil e mãos à obra.

Shows e festivais

Mais uma vez, os americanos, que não têm mais nada a fazer, constataram numa pesquisa que a pulsação rítmica permite que os ouvidos se sincronizem e que isso aumenta a coesão grupal.

Falando o português claro, as pessoas entram na mesma sintonia em tais eventos.

A música relaxa, anima, apaixona... E existe uma outra coisa sobre mulheres que você tem que saber: mulheres adoram dançar!

Basta olhar uma mulher andando para perceber que o corpo feminino foi feito para dançar. A anatomia a favorece, porque as suas articulações são mais flexíveis.

Mas o prazer que elas sentem ao se exibirem tem outros fundamentos. Elas gostam de se sentir desejadas, têm prazer em ser admiradas.

Elas adorariam que os homens as acompanhassem, mas a maioria deles não se sente confortável dançando. E, por isso, aqui vai mais uma...

Dica de pegador
Faça aulas de dança!

O jeito com que você se move representa o jeito como vai se mover com ela na cama.

Você pode achar isso absurdo, mas para elas é como somar dois mais dois.

Com as aulas de dança, você pode não se tornar um Justin Timberlake, mas, com algumas noções de como se mover, não vai fazer feio e pode até se sentir mais confiante.

Corridas de rua

Esse tipo de evento reúne pessoas bonitas, saradas e de bem com a vida.

Afinal, para acordar às 6 horas da manhã num domingo, tem que estar de bem com a vida!

Além de fazer bem para o seu corpo, é uma situação excelente para conhecer mulheres. Mas, antes de tentar correr dez quilômetros, treine.

Escolha um parque perto de casa e comece a correr.

Os primeiros dias não são fáceis. Comece intercalando dois minutos de corrida com três de caminhada; depois, vá aumentando gradativamente.

E não se esqueça de fazer alongamento depois do exercício, porque ficar com dores é uma péssima ideia.

Festas de despedida de solteira

Embora possa parecer surpreendente, as festas de despedida de solteira muitas vezes têm uma presença feminina maciça. Enquanto muitos podem pensar nelas como eventos exclusivos para mulheres, alguns grupos de amigos mistos participam juntos, oferecendo uma oportunidade para conhecer novas pessoas.

Sites de relacionamento

Já que você passa tanto tempo na frente do computador, aproveite para se expor. Twitter, Facebook, Instagram, Tinder são lugares ótimos para conhecer gente nova.

É claro que é possível conhecer alguém interessante em aplicativos e coisas do tipo, mas é muito mais seguro se aventurar nas páginas dos seus amigos.

É muito mais fácil conhecer alguém que seu amigo ou amiga já conhece e pode lhe apresentar.

Lembra? Muitos casais se conhecem nas redes de relacionamentos.

A melhor maneira de usar a internet a seu favor é visitando as páginas dos amigos, dar uma olhada nas pepitas e, depois, falar com seu amigo e descobrir onde ela costuma sair.

Use a internet também para mandar mensagens para aquelas pessoas com quem você não fala há algum tempo.

É uma boa maneira de manter os laços com quem você não encontra todo dia.

Procure a comunidade do seu antigo colégio ou faculdade.

Organize uma festa ou um encontro da turma no barzinho e vá bonito, para colocar em prática tudo o que aprendeu aqui.

A propósito, vou ajudá-lo a selecionar os melhores perfis na internet:

- Fique de olho se ela está solteira. Caramba, com tanta mulher por aí, você não precisa arranjar dor de cabeça com uma que tenha namorado ou seja casada.
- Se ela não tem fotos, não deve ser um bom partido.
- Não se engane. Se você achar o Instagram de uma famosa, não vá se animando, porque provavelmente é falso.
- Não comece uma conversa com aquele: "Oi".

Os seis lugares que relacionei são para conhecer mulheres com potencial de um relacionamento longo e duradouro. Ou não, depende do que você procura.

Pense no tipo de mulher que você quer conhecer. Agora, pergunte-se onde você vai encontrá-la.

Se você está à procura de uma festeira ou de uma garota só para passar a noite, vá a uma balada.

Mas fique esperto, porque todo cara que, assim como você, está a fim de uma noite e mais nada, também vai estar lá.

O melhor de tudo é que, quando você aprende a conhecer mulheres em lugares diferentes do habitual, vai poder conhecer mulheres em qualquer lugar. E, de quebra, vai se espantar como é mais fácil conhecer mulheres quando elas não estão preparadas.

Isso completa as maiores fantasias femininas, mais do que ser abordada num bar ou numa casa noturna.

Outra coisa: elas estão muito mais abertas a confiar num cara que conhecem numa livraria do que num cara que conhecem numa balada.

Mulheres no trabalho

Eu tenho a obrigação de ser muito honesto com você. Todos os lugares que eu citei acima são ótimos para conhecer mulheres, mas existe um que é melhor ainda... É um dos lugares menos recomendados, mas muito eficiente: o trabalho.

Eu sei, o velho ditado diz "onde se ganha o pão, não se come a carne".

Pois bem, uma pesquisa realizada nos Estados Unidos indicou que pelo menos um terço dos relacionamentos começou no trabalho.

E pelo menos metade dos trabalhadores já teve um casinho no trabalho.

Se você se aventurar nas terras mágicas do romance no trabalho, tenha em mente as ideias a seguir para não correr sérios riscos:

- Cheque a política de relacionamento entre funcionários da sua empresa. Algumas empresas são muito rigorosas e proíbem, expressamente, qualquer tipo de relacionamento entre funcionários. Outras são bem mais flexíveis. Mas não deixe de conferir.
- Evite sair com alguém que trabalha muito perto de você. Por quê? Porque se você terminar o relacionamento, não vai ter que olhar para a cara da sua ex o dia inteiro. Mesmo se a separação for amigável, a proximidade vai criar uma tensão muito desconfortável. Acredite em mim, meu melhor amigo já passou por isso e NÃO foi nada agradável. Facilite as coisas para você e para os seus colegas: pegue alguém de outro departamento.
- Evite sair com uma subordinada. Mesmo que um dos maiores fetiches do homem seja se divertir com sua linda e jovem secretária, isso pode dar um problema enorme. Você não precisa ter

dor de cabeça com um processo de assédio sexual. Sendo você homem e chefe, ela pode fazer da sua vida um inferno, inclusive dizendo que foi forçada a fazer coisas que não queria. Além disso, você pode ser acusado de ter uma favorita na equipe e perder o respeito de seus colegas e dos outros subordinados. Facilite as coisas para você: não faça isso!

- Namore funcionárias temporárias, porque, uma vez terminado o contrato, elas sairão da empresa. Eu conheço uma mulher que trabalha como temporária em algumas empresas. E ela está sempre com um caso novo! Assim, uma boa dica é pegar o telefone da temporária um ou dois dias antes de ela sair. Vocês já têm assuntos e uma conexão, mas, assim que ela sair do escritório, não existirão mais obrigações entre vocês.

- Saia com clientes DEPOIS de elas terem fechado negócio com sua empresa. Quando você trabalha em vendas, vai se achar frequentemente na frente de pessoas novas. Se a química entre você e a cliente linda acontecer, faça um favor a si mesmo: espere! Enquanto você ainda representar diante dela algo relacionado à sua empresa, não faça nada. Uma vez que a obrigação profissional acabar entre vocês, sinta-se livre para atacá-la.

- NUNCA saia com mulheres casadas. OK! Eu sei que você já dever saber disso, mas nunca é demais reforçar esse ponto. Talvez, no seu escritório, exista uma mulher que tenha um casamento infeliz e, com a convivência, acabe tendo sentimentos por você. Mesmo se você nunca deu em cima dela, uma mulher carente se apega por muito pouco. Pode parecer maluquice, mas é verdade. Não saia para tomar café com ela, não saia para almoçar com ela. Mantenha tudo no nível mais profissional possível.

Agora, a sua tarefa é listar no seu **Livro Negro da Sedução** os cinco melhores lugares, na sua opinião, para conhecer mulheres.

Amigas vs. amantes

Agora que você já sabe como conhecer mulheres, precisa ficar esperto para evitar o maior perigo que é: tornar-se um amigo dela.

Ela não pode enxergá-lo como um amigo. Pode não ser verdadeiro para homens, mas mulheres acreditam na amizade entre homem e mulher.

Com certeza você já foi amigo de uma mulher e, acredite, ela não o via da mesma maneira que você a enxergava.

Que jogue a primeira pedra quem NUNCA fantasiou com sua amiga! É aí que está a diferença:

**Um amigo para uma mulher é assexuado.
Já para um homem,
a amiga é uma possível transa.**

E é exatamente por isso que ela vai achar superestranho se você tentar beijá-la um dia. E se isso já aconteceu, vocês já se tornaram amigos.

Quero dizer, ela o vê como um amigo. Mas acalme-se. Existe remédio.

É um jogo de ações.

Mais uma vez, os pesquisadores americanos gastaram o seu tempo em pesquisas que ninguém nunca faria.

E chegaram à conclusão de que, quando as mulheres dormem com um amigo, normalmente não estão querendo nada sério.

Ou seja, você ganha em todos os sentidos, porque não perde a amiga, não precisa se comprometer e tem uma transa garantida.

Assim, aproveite a posição de amigo e descubra os gostos e as manias dela. Por exemplo, os caras com quem ela sai, o que ela acha atraente, o que ela gosta na cama etc.

É como uma árvore cheia de frutas, que você pega quantas quiser.

Ouça tudo o que ela diz, porque esta é uma das armas de um grande sedutor. Pode não parecer grande coisa, mas só pelo fato dos outros homens não o fazerem, isso já o torna especial.

Se os homens gastarem mais tempo ouvindo o que as mulheres dizem, poderiam evitar brigas e conquistar mais mulheres.

Outra boa dica é dar uma afastada. Se ligar para ela toda noite para contar como foi o dia, se ficar horas no telefone ou no *chat* e se ficar ouvindo durante mais de 50 minutos como foi difícil encontrar aquele vestido para sair no sábado, ela vai vê-lo apenas como um amigo.

Só dando uma afastada estratégica para ela ter a oportunidade de sentir saudades e querer ver você.

Outra coisa: faça-a sentir que tem potencial para ser a sua garota. Como?

Elogie as características femininas que você aprecia numa mulher (e que ela tem) e, no último minuto, diga que ela não se encaixa por algum motivo. Se ela for humana, vai querer que você a deseje.

Quando estiver com ela, crie um clima. Se estiverem num bar, passe a mão na cintura dela, toque-a de alguma maneira.

Uma tática que sempre funciona é se oferecer para tirar alguma coisa do ombro ou arrumar a alça da blusa espontaneamente.

Depois, não faça mais nenhuma investida, deixe-a em dúvida.

Fale com ela sobre sexo. Como você é amigo, não vai encontrar barreiras.

O incrível é que, quando você fala sobre sexo, sua mente começa a pensar no assunto e a conversa vai ficando mais picante.

Inevitavelmente ela vai começar a imaginar como seria fazer sexo com você.

PASSO 6

O JOGO COMEÇA

Até agora foi muito fácil, pois só estudamos.

Mas chegou a hora de você mostrar na prática o que aprendeu. Quero ver você se esforçar. A partir daqui, você vai abordar mulheres, vai ter que pensar rápido e ser ágil.

E, para todo bom iniciante, eu sugiro que, além de tudo que aprender aqui, procure mais meios de melhorar a sua técnica.

Pode ser um livro de linguagem corporal, um vídeo, outras técnicas de abordagem, qualquer coisa que o faça ganhar mais pontos.

Na vida profissional, o estágio é aquela época em que você pode ser chamado também de "o faz-tudo"; trabalha muito e recebe pouco. A diferença é que, neste caso, se você trabalhar muito vai ganhar muito.

E, como você bem sabe, aqui "ganhar muito" significa faturar qualquer mulher! Muito mais interessante do que aprender a fazer cálculos de Contabilidade, não é mesmo?

Bom, chegou a hora de entrar em ação. Mas não se preocupe, porque eu cuidei de tudo o que você tem que saber antes.

Dica de pegador
Quando você abordar uma mulher que você nunca viu antes, use a *regra dos 3 segundos*: não demore mais que 3 segundos para ir até ela e começar a falar.

A regra dos 3 segundos

Premissa básica para abordar mulheres: não espere mais de 3 segundos desde a hora que você a avistou e se interessou para abordá-la.

A intenção é não deixar os homens muito apreensivos na hora de abordar uma mulher.

E, também, não assustar a mulher por ficar secando demais. Não pense, aja.

Objetivo da regra dos 3 segundos

O objetivo da regra dos 3 segundos é encorajar homens a abordar mulheres rápido o bastante para bloquear sua voz interior (medo) de impedi-lo.

Você não quer que uma mulher o veja hesitando. Quanto mais você esperar, mais inseguro e incapaz vai parecer.

Alguns acreditam que chegar perto da mulher que está interessado vai resolver, que ela vai falar "Oi, tudo bom?" e daí a coisa acontece. Acham que por estarem próximos a ela as chances de conseguir alguma coisa aumentam.

Mas não é verdade. Ao fazer isso você corta pela raiz sua masculinidade.

É claro que a mulher percebeu que você está olhando para ela e que chegou mais perto, mas mesmo assim acha que é uma criança porque não tem coragem de falar com ela.

Ela vai pensar que você é um covarde ou algo do tipo. E mesmo que, depois de 15 minutos, você finalmente vá falar com ela, suas chances de conseguir alguma coisa são 0.

Apenas faça. Vá! Aja em 3 segundos, mesmo que não tenha ideia do que falar.

Se não pensar em alguma coisa para dizer ou perguntar para ela, diga apenas "Oi". Se você agir em 3 segundos, ela vai perceber confiança e espontaneidade, não importa de onde você veio.

E isso só conta a seu favor. Hesitar vai deixá-lo em dúvida, vai fazê-lo imaginar como seria se ela o rejeitasse ou qualquer coisa ruim.

Usando essa regra você não precisa esperar um contato visual para ir abordá-la.

Você simplesmente vê alguma coisa de que você gosta e vai até ela.

Em 3 segundos você não tem tempo de ficar nervoso, consciente, suando, tremendo – todos os sinais óbvios de um babaca.

Parecer fraco em torno dessas mulheres maravilhosas é colocar tudo a perder.

Mesmo se você ficar um pouco suado ou nervoso enquanto fala com ela, não tem problema, porque com o tempo e a prática você vai se acostumando e tornando tudo mais natural.

A regra é clara: a ação cura o medo.

A primeira impressão é a que conta. Se a primeira impressão foi de você como um cara espontâneo e confiante, os sentimentos dela por você só podem ser bons, o que minimiza muito as chances de você tremer enquanto fala com ela.

Entretanto, a regra dos 3 segundos não é absoluta.

Talvez você não tenha notado ela quando entrou no ambiente, ou talvez você estivesse ocupado e não podia deixar o que estava fazendo naquela hora.

A regra conta do momento que você a viu e está livre para ir. Quando essas duas condições combinam, não há desculpas para não fazer o contato. O relógio está sempre girando, não pare!

Se demorar mais do que isso, e se ela for realmente uma gata, é capaz de perdê-la para outro cara mais ágil que você.

Enfim, o que você precisa fazer é aprender os meios interessantes de conversar.

Portanto, a partir de hoje, a sua tarefa até o final da sua busca é:

Falar com três pessoas diferentes todos os dias!

MEDO DA REJEIÇÃO – DE ONDE VEM?

O medo da rejeição: uma perspectiva biológica e evolutiva

Introdução

O medo da rejeição é uma emoção poderosa e comum que todos os seres humanos experimentam em algum momento da vida. Mas de onde vem esse medo? Para entender melhor suas raízes, precisamos olhar para nossas origens evolutivas e biológicas, especialmente no contexto de como nossos ancestrais viviam em pequenas comunidades.

Vida nas comunidades primitivas

Nos tempos pré-históricos, os humanos viviam em pequenas comunidades tribais. Essas comunidades eram compostas de grupos relativamente pequenos de indivíduos, geralmente entre 20 e 150 pessoas. A sobrevivência de cada membro do grupo dependia fortemente da cooperação e das interações sociais dentro desse grupo.

A importância da aceitação social

1. **Sobrevivência coletiva:** em um ambiente onde a sobrevivência dependia da caça, coleta e proteção mútua, ser aceito pelo grupo

era crucial. Ser rejeitado ou excluído significava perder acesso a recursos vitais, como comida, abrigo e proteção contra predadores e outras ameaças.

2. **Hierarquia social:** cada membro tinha um papel específico e um lugar na hierarquia social. Manter uma boa posição nessa hierarquia podia garantir melhores oportunidades de acasalamento, acesso a melhores recursos e mais apoio social. Um erro ou comportamento que levasse à rejeição podia diminuir drasticamente o valor e a segurança de um indivíduo dentro do grupo.

Bases biológicas do medo da rejeição

Do ponto de vista biológico, nosso cérebro é programado para perceber e responder a sinais sociais que podem indicar aceitação ou rejeição. Vários mecanismos neurobiológicos estão envolvidos nesse processo.

1. **Sistema de recompensa e punição:** o cérebro humano possui sistemas específicos para recompensa e punição que nos incentivam a buscar aceitação social e evitar rejeição. A dopamina, por exemplo, é um neurotransmissor que desempenha um papel importante no sistema de recompensa, reforçando comportamentos que levam à aceitação social.

1. **Córtex pré-frontal:** essa área do cérebro está envolvida no processamento de emoções sociais e na tomada de decisões. Ela nos ajuda a avaliar situações sociais complexas e a ajustar nosso comportamento para evitar rejeição.

1. **Amígdala:** é uma estrutura cerebral associada à detecção de ameaças e ao processamento de emoções, como medo e ansiedade. Ela pode ser ativada quando percebemos sinais de rejeição, gerando uma resposta emocional intensa.

Evolução e adaptação

O medo da rejeição pode ser visto como um mecanismo adaptativo que aumentou as chances de sobrevivência dos nossos ancestrais. Indivíduos que eram mais sensíveis à rejeição e que se esforçavam para manter boas relações sociais tinham maiores chances de sobreviver e se reproduzir, transmitindo esses traços para as gerações seguintes.

O medo da rejeição, embora muitas vezes debilitante nos contextos modernos, tem suas raízes em necessidades biológicas e evolutivas profundas. Entender essas origens pode nos ajudar a lidar melhor com essa emoção, reconhecendo que ela é uma parte natural da nossa herança humana. Nos tempos atuais, a aceitação social ainda é importante, mas é fundamental aprender a equilibrar essa necessidade com a autocompaixão e a resiliência emocional.

Quanto mais você o fizer, mais vai se sentir confortável.

Quanto mais se sentir confortável, mais natural vai soar.

Quanto mais natural soar, mais uma mulher vai se sentir atraída por você. Afinal, o jogo é deixá-la em dúvida se você está ou não interessado. Quanto menos ela sentir o seu interesse, mais instigada vai ficar para conquistá-lo.

Essa é uma das lições mais importantes que eu posso lhe ensinar como conquistar mais mulheres.

O interessante nisso é que, além de se tornar um profissional em abordar mulheres, você também vai conhecer várias pessoas.

Claro, algumas interessantes e outras... nem tanto.

Imagine se, durante um exercício desses, você conhece um cara que pode lhe apresentar a oportunidade daquele emprego novo, que era com o que você sonhava.

Fazer contatos é simples, é uma questão de ser amigável, de ter a capacidade de se entrosar e de oferecer valor à sua volta, antes de qualquer outra coisa.

Quanto antes você aprender a se relacionar melhor com os outros, mais rápido vai colher os frutos das pessoas bem relacionadas.

Com medo?

Medo. Essa pequena palavra de apenas quatro letras pode levar o cara mais bonito do planeta a perder uma mulher.

Se você se vê como um fracassado só porque tem medo de falar com as mulheres, pense de novo... Todos nós temos medo de falar com uma mulher maravilhosa (até eu). O medo nos impede de alcançar o que mais queremos na vida, e isso se aplica a tudo, não só com mulheres.

É um dos fatores mais importantes que separam os bem-sucedidos dos que não são.

Mesmo que o medo seja universal em todas as áreas, um simples fato se destaca: quando você enfrenta seu medo, ele desaparece.

No entanto, se você continuar correndo do seu medo ele vai continuar o perseguindo... E o quanto mais você corre, mais seu medo tende a crescer.

O único jeito de vencê-lo é correndo em direção a ele. Isso não vai matá-lo. Vai deixá-lo mais forte!

A próxima vez que você ver uma mulher bonita vá falar com ela! Não escute aquela vozinha infernal dizendo que você não vai conseguir, isso é o medo falando com você. A partir de hoje você está no controle.

Para a maioria dos caras isso pode parecer assustador, mas acredite, assim que você terminar de falar com ela vai se sentir muito melhor e muito mais preparado para falar com outra mulher.

Verdadeira confiança

Um dos mais importantes, se não o mais importante aspecto do seu jogo é chamado confiança.

Mas o que é exatamente? É ter a habilidade de fazer as coisas com a certeza de que vai dar certo. 100% confiante em você.

É estufar o peito, jogar os ombros para trás e a cabeça para cima.

Pare de se preocupar com como parecer confiante e comece a ser confiante.

É a qualidade principal que atrai as mulheres.

Seja um cara confiante e mostre a todo mundo como você realmente é. Sempre seja autoconfiante.

Valor, valor, valor

Se você quer ter sucesso com as mulheres mais encantadoras, você tem que ser o líder. O cara que todos admiram e querem ser. Você tem que demonstrar valor.

Você não acreditaria em quantos caras acham que só porque não deu certo com uma garota não têm jeito para a coisa.

Pense mais em você mesmo e os outros vão pensar mais de você também – incluindo as gostosas.

Falando com estranhos

Falar com estranhos é o mais comum. Nos nossos tempos de caçador, esse tipo de comportamento podia ser fatal.

Não vivemos mais numa sociedade tribal, mas nossos corpos não entendem isso.

Nosso programa biológico foi formado há muito tempo.

Se você não falar com novas pessoas todos os dias, como você acha que vai conseguir se dar bem num bar?

Seu corpo vai lutar por você. Vai tentar protegê-lo. A menos que você o acalme.

Isso significa que tanto na academia quanto no ônibus ou na cafeteria sua missão é falar com novas pessoas TODOS OS DIAS.

Não importa se for homem, mulher, bonita, feia, nova, solteira, casada, caixa de banco ou atendente de loja. Use um assunto comum e veja como se sai.

Entenda: se você parar de abordar pessoas, se não tornar isso natural, um inimigo pode voltar: a ansiedade.

PASSO 7
COMO ABORDAR UMA MULHER

Agora você está a dois passos de levar a mulher que quiser para a cama. Dois passos porque, antes, você tem que aprender o que falar com ela.

Isto é, tem que desenvolver a sua mágica. Neste capítulo, vamos falar de abordagens, vulgo "cantadas".

O principal objetivo da cantada é chamar a atenção dela e gerar interesse. Não é hora de dar em cima dela.

Não é hora de se apresentar. Não é a hora de elogiar nem de gastar dinheiro com ela.

Sua primeira missão, neste capítulo, é conhecer e ter habilidade com as primeiras frases para falar com uma mulher.

Antes disso, você não estará preparado para o próximo capítulo.

Na verdade, se houvesse uma frase mágica, que fizesse qualquer mulher ficar apaixonada, todos os homens a usariam.

A maioria das "cantadas" que nós já ouvimos são apenas falas de comediante, não são usadas na vida real. Exemplo: "Oi, o cachorrinho tem telefone?".

Você tem que tomar cuidado para não ser muito descarado.

Frases prontas, como essa do cachorrinho, são constrangedoras de tão batidas.

Usar a frase correta é mais simples do que você imagina, mas segue uma ordem determinada.

Dica de pegador
Nunca comece com elogios.

As mulheres lindas estão cansadas de receber elogios.

Você terá muito mais chance de conseguir alguma coisa se não elogiar a roupa, o cabelo, o rosto, nada.

O grande segredo de uma boa cantada é que: *n*ão pode parecer que é uma cantada!

Pense nisso: uma das coisas mais importantes para você atrair uma mulher é fazê-la pensar que você não tem o menor interesse nela.

Se você se mostra muito interessado, ela se coloca num pedestal e isso diminui seu valor na hora.

Todo o processo de atração consiste em você se posicionar como uma pessoa de alto valor, mostrando que as pessoas vão agregar poder por meio de um relacionamento com você.

Uma pessoa de alto valor não corre atrás das mulheres, as mulheres que correm atrás dela.

As mulheres dificilmente saem sozinhas. Quando me interesso por alguma mulher que está em um grupo, sempre chego em outra e dou as costas para aquela em que estou interessado.

Faça a menina que está falando com você dar boas risadas, isso vai deixar a outra curiosa e interessada. Quando ela puser a mão no seu ombro ou braço e tentar participar, diga:

"Quem é você? Está tocando na mercadoria, se tocar tem de pagar."

A outra vai começar rir, você também e a bonitona fica intrigada querendo o impressionar.

Você tem que ter atitude. Lembre-se: as pessoas o veem como você vê a si próprio.

Se, ao olhar-se no espelho, você enxerga um idiota tentando pegar mulheres que são "muita areia para o seu caminhãozinho", então é isso que os outros vão enxergar em você.

Por outro lado, se você se olhar no espelho e vir um cara inteligente, bem-sucedido, que só sai com mulheres classe A, é assim que os outros vão enxergá-lo também.

A primeira impressão é a que fica. Você pode até conseguir mudar depois, mas a primeira impressão é a mais importante.

Tome cuidado para não a assustar. Nos dias de hoje, é capaz de você tomar uma bolsada ou, inclusive, ela sair correndo.

Quando for abordar uma mulher, não ande na direção dela. Ande como se fosse para algum lugar próximo a ela (pode ser uma pessoa, uma lixeira, uma máquina de café ou um bar) e, quando estiver perto dela, vire suavemente e faça-lhe uma pergunta.

Outra tática é passar por ela, virar a cabeça por cima do ombro e lhe dar uma olhada. Fique tranquilo, a pior coisa que pode acontecer é ela dizer não. E só.

Não machuca nada. Mas, em compensação, ela pode gostar de você e ser uma potencial amante.

A melhor forma de começar uma conversa com uma estranha é **pedindo a opinião dela** sobre alguma coisa.

Por exemplo, imagine que você está num bar. Avistou a presa e... que sorte! Ela está sozinha, provavelmente esperando uma amiga.

Você se aproxima dela e pergunta:

"Oi, tudo bom? Olha, eu e meus amigos estávamos conversando e precisamos de uma opinião feminina sobre..."

Três opções:

"Camisas brancas ficam legais em boates? Meu amigo acha que é sem graça. Eu acho que se destaca mais, justamente porque é muito difícil você ver alguém usando uma fora do trabalho — ainda mais com uma gravata!"

"Dar um cachorro para a namorada é um bom presente? Meu amigo está namorando uma garota há seis meses e estava pensando em dar um filhote de presente."

"Um primeiro encontro tem sempre que ser curto, isto é, durar até cerca de meia hora? Alguns de nós pensamos que deve ser tipo um café ou alguma coisa fácil de acabar rápido, caso o encontro não seja bom. Mas outros pensam que deve ser uma coisa mais divertida, como ir a um parque e, enfim, algo que pode durar horas. O que você acha?"

Dica de pegador
A famosa cantada da namorada ciumenta

Você: *Oi, me digam uma coisa. Eu estou tentando aconselhar meu amigo ali, mas nós somos todos homens e por isso nossas opiniões não estão certas.*

Elas: *Sobre o que é?*

Você: *OK, vou falar bem rápido porque eu estou atrasado. Tá vendo aquele meu amigo ali de camisa preta? Então, ele está namorando há três meses e já está morando com a menina. Bom, na verdade é uma pergunta de duas partes. Imagine que você está namorando alguém há três meses e esse cara ainda é amigo da ex-namorada da faculdade. Como você se sentiria com isso?*

Elas: *Blá, blá, blá, se eles são só amigos, blá, blá, blá.*

Você: *Sim, claro, eles são só amigos. Não tem mais nada entre eles. E eles falam no máximo uma vez por semana.*

Elas: *Acho que não tem problema. / Não, eles não deveriam manter contato. / E daí? (Pareça que está indo embora, se elas começarem a falar mais e mais, é sinal que querem que você fique).*

Você: *Bom, vamos dizer que ele tem uma gaveta. Uma bem alta no armário. E nessa gaveta tem umas cartas e umas fotos do tempo que eles namoravam.*

Elas: *Blá, blá, blá, comentário preocupado, blá, blá, blá.*

Você: *Não é que ele fique olhando o tempo todo. Elas apenas estão ali, como velhos souvenirs e memórias do passado.*

Elas: *Ah, não tem problema. / Eu acho que devia jogar fora. / Devia destruir isso!*

Você: *O motivo pelo qual eu vim perguntar isso é porque a namorada dele não quer que ele fale com ela nunca mais. Ela quer cortar isso completamente. Quer que ele destrua todas as fotos e cartas da ex. Ela diz que ele fica se apegando ao passado e que aquilo já foi. Eu achei a atitude muito drástica e mostra uma mulher insegura. Mas eu não sei. Sou um homem. E, como bem sabem, pensamos diferente...*

Elas: *Respostas excitadas.*

Nas cantadas de opinião, a opinião não importa. E, também, não se deve perguntar o nome dela.

A grande sacada desse tipo de abordagem é que você não vai demonstrar nenhum interesse nela. Por mais que ela seja tudo o que você pediu a Deus.

E isso é maravilhoso, porque toda mulher gosta de ser elogiada e desejada.

Se você não demonstrar interesse nela, adivinha? É ELA que vai querer mostrar seus pontos fortes e o jogo vira. Nesse momento, é ela quem tenta se mostrar para você!

Como você pode ver, há vários tipos de abordagem que podem ser usados. Os relacionados acima são só alguns que eu gosto de usar.

Fazendo isso, você está mostrando que não é um cara do tipo "Oi, tudo bom?".

Você mostra que se sente tão confortável ao redor de outras pessoas que pode, simplesmente, levantar e ir perguntar algo que gostaria de saber para alguém que não conhece.

Após o primeiro contato, você continua o seu jogo, dependendo da resposta dela. Se ela for amigável e simpática, continue a conversa. Se for seca e grossa, agradeça e vá embora.

Você deve fazer disso uma coisa natural.

Se ela perceber que a sua atitude é forçada, não vai se sentir atraída por você.

Eu tenho uma forma de iniciar uma conversa que sempre funciona comigo. Parece um pouco ridícula no começo, mas eu acho que é exatamente isso que a faz tão eficaz:

"Oi. Você era boa em Geografia no colégio?[...] Ok. Quantos continentes existem? [...] Sete. Ótimo.

Agora, quantos oceanos existem no mundo? [...] Cinco. Muito bem. Agora, por favor, você pode dizer quais são? Porque eu e os meus amigos estamos tentando lembrar isso há dez minutos e só conseguimos nos lembrar de quatro..."

Continuando, a sua segunda missão neste capítulo é elaborar três aberturas com esse formato e testá-las com três mulheres diferentes.

Pode ser no supermercado, no cinema, no trabalho... Não importa. A regra é você nunca as ter visto antes.

Não é necessário continuar a conversa depois de abordar, mas sinta-se à vontade se quiser ir em frente. A ideia é testar suas técnicas de abordagem.

Depois de feita a tarefa, anote no seu **Livro Negro** as abordagens que funcionaram e por que você acha que elas funcionaram.

Como pegar uma nota 10

Como já explicado, as gostosas **nunca** estão sozinhas. Normalmente, elas estão entre amigas.

E, em geral, num grupo de cinco mulheres, só uma é de parar o trânsito. Afinal, elas não gostam de competição e, portanto, as gostosas não andam juntas.

A sua tática vem separada em duas partes: 1. deixá-la com ciúmes; 2. afastá-la do rebanho.

1. Deixá-la com ciúmes

Este é um golpe de mestre. Eu, pessoalmente, demorei muito para conceber tal técnica.

E posso dizer com segurança que é uma das melhores e mais eficientes.

Você já ouviu falar que mulheres se vestem para outras mulheres? Isso é a mais pura verdade.

Quando uma mulher é muito bonita, no meio de outras que não são tão bonitas quanto ela, vira a abelha-rainha.

E, por vezes, a abelha-rainha é um pouco convencida.

Você, que não é bobo nem nada, quer levar a bonitona para a cama, certo?

Mas, quando se aproximar do grupo, não fale com ela. Nem lhe dirija a palavra. Se possível, fique de costas.

É claro que, no começo, ela não vai entender nada. E é aí que começa o jogo. Na cabeça dela, não faz sentido você querer dar em cima de uma mulher do grupo que nem é lá essas coisas. Então, ela fica intrigada, indignada, e passa a querer chamar a sua atenção.

Nessa hora, experimente sair um pouco para ir ao banheiro ou até o bar. É óbvio que você é o assunto do momento.

Aquela que você abordou primeiro vai estar se sentindo a rainha porque finalmente um cara foi falar com ela, em vez de falar com a bonitona (ou seja, mesmo que você não fature a bonitona, já faturou a amiga).

Ela vai querer contar vantagem e, com certeza, vai ressaltar para as amigas os seus pontos fortes, ou seja, vai chamar a atenção da abelha-rainha para os seus atributos.

É nessa hora que a abelha-rainha se prepara para se exibir. Ela vai ser mais simpática com você, vai lhe dar mais atenção... Tudo para continuar com seu reinado.

E pronto. Ela já está se sentindo atraída por você. E nem imagina o porquê. Ela só sabe que se sente atraída por você e quer que você a deseje. A mágica foi feita.

2. Afastá-la do rebanho

A segunda parte da técnica é quase tão importante quanto a primeira.

Depois de ter conseguido a aprovação da abelha-rainha, aí sim você pode começar a jogar para seduzi-la.

Mas isso será impossível se ela estiver perto das amigas ou amigos.

Portanto, é importante que você entenda a seriedade deste ponto. As mulheres percebem e estão atentas a tudo o que acontece à sua volta.

E a opinião das amigas é importantíssima. Então, se você estiver conversando com ela no meio do grupo, ela não vai prestar-lhe a devida atenção, porque estará preocupada com o que as amigas estão achando de você, do que ela está falando etc.

Um jeito muito simples de afastá-la de todos é chamá-la para pegar uma bebida no bar ou, então, mostrar algo interessante em algum outro ponto do lugar – por exemplo, um aquário ou uma vista bonita.

Outra maneira de isolar o alvo é ler a mão dela ou fazer a brincadeira do cubo.

Porém, não pague uma bebida para ela!

Por quê? Bom, há muitas razões. A maioria das garotas legais fica desconfortável quando alguém vai até elas e, simplesmente, se oferece para pagar uma bebida.

Se ela for cautelosa, pode até pensar "Será que tem alguma droga nessa bebida?", "Por que ele está fazendo isso?", "O que ele quer?".

E aquelas que disserem "Sim, por favor", sem nem perguntar o porquê, normalmente nunca vão se sentir atraídas por você.

Afinal de contas, você já se posicionou como o "cara das bebidas grátis".

Ora, o problema é que a maioria considera que esse é apenas um gesto gentil, sem ter em conta que, se feito direito, quem o faz poderia tratar-se de um cara interessante.

Então, quando eu pago uma bebida? Se você quiser pagar uma bebida, faça-o. Mas só depois do momento do *rapport* (falaremos disso, profundamente, no próximo capítulo).

Além disso, ofereça de um jeito como se você já tivesse a intenção de ir ao bar e só queria saber se ela gostaria de uma bebida também.

Se possível, leve-a ao bar com você. Se ela for, pode julgar isso como um sinal de interesse, porque você está mostrando sinais de liderança – ela vai se sentir inconscientemente atraída por você.

Resumindo, quando você paga uma bebida de qualquer jeito, está instantaneamente dizendo a ela que você acha que tem que comprar a sua atenção.

Isso reduz drasticamente as chances de ela se interessar por você.

Dica de pegador
Nunca pergunte o nome da mulher.

Mesmo que ela diga o nome dela e pergunte o seu. Algumas ficam loucas da vida quando você faz isso e falam: "Você não vai perguntar meu nome?", isso é música para os meus ouvidos, já está no papo.

Como conhecer mulheres no supermercado

Falar com uma mulher no supermercado foi o meu maior obstáculo para conseguir paquerar mulheres em qualquer lugar.

Talvez sejam as luzes, o comércio, a probabilidade de um namorado estar do outro lado da gôndola, não sei.

Mas é realmente divertido quando você aprende. Vou ensiná-lo a fazer compras no supermercado.

O supermercado é uma situação normal. Aja supernormal. Esqueça todas aquelas coisas para uma boate ou um bar.

Apenas seja amigável, interessante e mostre que é educado e tem boas maneiras.

Veja o que ela está comprando. Faça um comentário ou dê uma dica. Qualquer coisa.

Não importa o que fizer, se divirta com isso. Eu normalmente compro uma cerveja e um pacote de Doritos. Pense menos, faça mais.

"Nossa, você tem bastante comida aí. Eu normalmente compro apenas cerveja e um pacote de Doritos".

"Sim, bom...".

Agora sorria e diga: *"Perfeito, eu chego para jantar às 19h30... Não, 20h. Pode deixar que eu levo o vinho dessa vez... Faça aquele prato delicioso que você fez da última vez"*.

Deixe-a à vontade, se ela rir ou sorrir, continue e se apresente. Caso contrário, saia de perto.

Testado e aprovado. Aqui vai outra.

"Meu amigo vai receber a namorada para jantar em casa. O que ele deveria fazer? Mas, olha, tem que ser alguma coisa simples".

"Bem, garotas adoram massa... E é simples...".

"Bem, na verdade eu não precisava saber disso. Eu só perguntei porque assim eu poderia vir aqui falar com você. Você não tinha entendido? Bom, deixa eu tentar de novo. Oi, tudo bom?".

Como conhecer mulheres na rua

Você já esteve andando na rua pensando na vida quando de repente viu uma mulher tão linda que você cortaria sua mão direita para estar do lado dela?

No momento você provavelmente pensou "Eu quero conhecer esta mulher. Mas como?".

Infelizmente, conhecer uma mulher na rua assim do nada é uma das façanhas mais difíceis.

As pessoas são ocupadas, se sentem expostas andando na rua e seus alarmes e defesas estão a mil.

Algum mendigo já o parou na rua do nada para pedir dinheiro?

Bom, tentar conhecer uma mulher na rua do nada é mais ou menos assim, mas então o que um cara deve fazer? Desistir e deixar a bonitona passar?

Claro que não!

Eu tenho a solução eterna para esse problema.

Tentar parar um grupo ou uma pessoa sozinha em movimento é furada.

Acredite quando eu digo: NÃO TENTE PARAR UM ALVO EM MOVIMENTO.

Por quê? Bom, chego lá num instante.

Você sabe que mulheres que estão andando na rua não vão a nenhum lugar longe.

Se estão na rua é porque o destino é próximo. De outra forma elas estariam de carro.

Isso funciona como uma luva para você, porque se você vê uma mulher andando na rua tenha certeza de uma coisa: ela está indo a algum lugar próximo.

Eis o que você vai fazer: não faça contato visual. Pareça ocupado falando com seus amigos ou no celular.

Não dê nenhum sinal de atenção a ela. Não deixe que ela o note.

E então... Siga-a!

Entenda, não estou falando para persegui-la. Isso seria assustador. Na verdade, você está fazendo o que eu chamo de "reconhecimento de campo".

As mulheres nunca andam muito (você já tentou andar de salto alto?), estão apenas indo a algum lugar por ali.

Exemplo: vamos dizer que você está andando na rua e vê uma mulher maravilhosa andando em sua direção com uma amiga, você pensa: **"Eu quero ela!"**.

Então você finge que não a vê, ignora completamente enquanto ela passa.

Quando você vira para ver aonde estão indo, você as vê entrando num restaurante logo na esquina.

Então você as segue, entra no restaurante e vê que não estão acompanhadas.

Parabéns! Agora você está no exato lugar onde pode abordá-las sem parecer um mendigo pedindo dinheiro na rua.

Alvos em movimento são péssimos. Alvos parados são como pescar num aquário.

Deste ponto em diante você já tem várias informações. Normalmente, você deve deixá-las se acomodar e esperar que o garçom vá até elas.

Apenas relaxe no bar, beba alguma coisa, espere o momento certo para agir.

E quando o momento chegar, use as táticas que você aprendeu neste livro e aborde-as normalmente.

E se você for muito bom é até capaz que o chamem para almoçar também!

Bom, aqui estão as melhores dicas para abordar desconhecidas na rua:

- Não pare um alvo em movimento.
- Alvos em movimento não andam por muito tempo. Siga-a.
- Espere o momento certo para agir.

Uma mulher não quer ser parada. Mesmo se não estiver indo a lugar algum, ainda pensa que vai a algum lugar.

Conclusão: NÃO PARE UM ALVO EM MOVIMENTO! ESPERE PELO MOMENTO CERTO E ENTÃO ABORDE E APROVEITE!

PASSO 8

ENTENDENDO A LINGUAGEM CORPORAL

A linguagem corporal lhe dirá como está a sua aproximação. Agradável, interessante, desagradável, irritante.

Enfim, você já deve ter ouvido que o corpo fala, e é verdade.

A linguagem corporal é um componente fundamental da sedução, porque revela se somos atraentes e sensuais e até que ponto estamos disponíveis, preparados, entusiasmados ou desesperados.

Seu corpo faz um verdadeiro discurso sobre o que está passando pela sua cabeça. Enquanto alguns sinais corporais são aprimorados e estudados, outros são inconscientes.

Neste capítulo, vamos descobrir o que o corpo deve dizer e, principalmente, o que o corpo delas lhe diz.

Quando você está no bar com seus amigos, de olho na mulherada disponível no recinto, observe com cuidado especial, de longe. Ou seja, antes de falar com uma mulher, analise o modo dela de se portar.

Se você vê uma mulher sentada, cabisbaixa, com o olhar perdido, de braços e pernas cruzados... Esqueça. Ela não está aberta para receber cantadas, conversas, elogios, nada.

Não gaste seu tempo com as mal-humoradas, você provavelmente não vai conseguir nada e ainda é capaz de ouvir alguma coisa bem desagradável.

Busque uma mulher aberta. Entenda isso como: alguém que está a fim de conhecer outras pessoas. Mesmo que a mulher queira parecer "difícil", a linguagem corporal revela tudo o que ela está pensando.

Ao avistar uma gata com as costas retas, empinando um pouco o bumbum, peito para fora, ombros para trás e mexendo constantemente no cabelo, é essa.

Esses são sinais típicos de uma mulher querendo chamar a atenção dos homens.

Dica de pegador
Não se esqueça da "regra dos 3 segundos".

Se você notou a presença de uma mulher aberta, tenha certeza: você não foi o único. Todos os outros homens no bar, a fim de faturar, também a notaram.

E, tratando-se de uma presa fácil como essa, quanto mais rápido você agir, melhor.

Quando uma mulher está interessada, ela reage com uma postura submissa. Destaca os seios, inclina a cabeça, passa a mão no cabelo, passa a língua nos lábios, sorri de tudo o que você fala e até toca em você.

Entenda: o seu sucesso na conquista está diretamente ligado à sua capacidade de enviar sinais de sedução e captar os que lhe são mandados.

A maioria das mulheres está atenta a todo e qualquer sinal à sua volta.

Normalmente, os homens nem se dão conta do que está acontecendo. Esse é um dos pontos que vai diferenciá-lo na hora da caça.

E é agora que eu lhe dou uma boa notícia: estudos confirmam que, em 90% dos casos, é a mulher quem toma a iniciativa.

"Espere aí? Como assim? Nenhuma mulher nunca veio falar comigo numa boate".

Calma! Como eu disse antes, as mulheres têm mais capacidade de perceber os sinais à sua volta. Elas também mandam mais sinais.

Eu só quero ter certeza de que, quando uma mulher der em cima de você, você não banque o banana e perca a oportunidade.

Continuando... quando flertam, elas passam por cinco estágios:

1. troca de olhares;

2. sorriso;

3. compostura;

4. sua vez;

5. toque.

Dificilmente uma mulher vai vir falar com você. Mas ela vai dar esses cinco sinais, mostrando que está interessada.

No primeiro estágio, ocorre a troca de olhares. Explico: quando uma mulher se interessa por um homem, sua primeira ação é observar. Ela verifica se ele está comprometido, se tem alguém com ele. Depois de se certificar de que ele está livre, ela lança olhares em sua direção.

Não estou falando daqueles olhares tipo "43". Ela olha como se alguma coisa em você lhe interessasse.

Ela não o come com os olhos (um dos nossos piores hábitos, ainda mais quando somos descobertos).

Normalmente, ela lança de três a quatro olhares, que duram em média de três a cinco segundos, e espera você olhar de volta para, em seguida, desviar o olhar.

No segundo estágio, ela sorri. Sorrisos fugazes, quase meio-sorrisos. Esse é o sinal verde para você ir abordá-la.

Felizmente, muitos homens não fazem nem ideia do que esse jogo significa; então, perdem grandes oportunidades. Você por outro lado...

No terceiro estágio, ela muda a postura. Se está sentada, cruza as pernas para mostrar-se um pouco mais, se senta mais reta para valorizar os seios.

Às vezes, até passa a mão no seio, mas de maneira discreta. Sempre discreta.

Se está de pé, requebra os quadris, inclina a cabeça em direção aos ombros para mostrar o pescoço nu. Mexe no cabelo para sugerir que está se arrumando para você.

Muitas vezes, além de todos esses sinais, ela passa a língua nos lábios, ajeita a roupa e os acessórios – como anéis, cinto, blusa.

No quarto estágio, é você quem deve fazer o movimento. É muito difícil uma mulher chegar e perguntar: "Oi, nós já não nos conhecemos?".

Por isso, neste momento, você deve ir até ela e começar a conversar. Use as técnicas de abordagem do **capítulo 4**.

No quinto estágio, ela procura tocá-lo. Se, durante a conversa, ela tocá-lo, pode ter certeza: você está agradando. Ela o toca "por acaso" ou não, mas, tenha certeza, acidental não foi.

Vale a pena observar que um toque na mão significa mais que um toque no braço.

Os cinco primeiros estágios da sedução são cruciais. Agora, vamos ver mais a fundo os sinais mais usados pelas mulheres.

Mas como identificar esses sinais? Eu separei os nove principais sinais femininos usados para chamar atenção e seduzir.

Atenção: esses sinais são totalmente inconscientes, quer dizer ela vai fazê-los sem pensar e não vai ter nenhum controle sobre eles.

Os nove sinais que elas fazem para chamar a sua atenção

1. Jogar a cabeça para trás e sacudir o cabelo. Normalmente, é o primeiro gesto da mulher quando avista um homem que lhe interessa. Mesmo aquelas que usam cabelos curtos fazem isso.

2. Molhar os lábios, fazer biquinho e deixar a boca entreaberta. Você pode nunca ter percebido, mas anatomicamente existe uma relação

direta entre os lábios vaginais e os lábios. As mulheres molham os lábios (com batom, gloss ou com a língua mesmo) na tentativa de fazer uma alusão aos lábios vaginais. Quanto mais molhados estão os de cima, já sabe...

3. Tocar-se.

Quando uma mulher quer chamar a sua atenção, ela se toca. Ela literalmente se toca para você: se toca para que você se imagine tocando-a. O que ela está dizendo com isso é: "Se você jogar as cartas certas, vai poder me tocar assim também". É uma ligação quase que inconsciente, se ela não soubesse que você está olhando.

4. Quebrar o pulso.

É um dos sinais clássicos de submissão. Elas fazem isso para que você se coloque no controle da situação. Elas sabem que gostamos de mulheres submissas também.

5. Brincar com objetos cilíndricos.

Brincar com o cigarro, um isqueiro redondo, a haste da taça, a garrafa. Todos esses objetos são cilíndricos, e todo objeto cilíndrico faz alusão ao seu grande amigo, o falo. Sim, meu caro, é isso mesmo que elas estão indicando. É uma das maneiras mais sexy de provocar um homem, desde que este entenda o que ela quer dizer com isso.

6. Dar ênfase aos pulsos.

A pele do pulso, por ser mais lisa, macia e sem pelos, é uma das partes femininas mais simbólicas. Se você não sabe, vou ensinar-lhe: o corpo feminino tem muito mais terminações nervosas. Portanto, elas sentem coisas que nós nunca vamos nem imaginar. Ao beijar, assoprar ou passar a língua no pulso de uma mulher, elas sentem arrepios. É claro que você não vai lamber o pulso da sua vítima, mas é o que ela quer que você pense em fazer.

7. Mexer o quadril.

É um dos movimentos mais óbvios. Quanto mais rebolado, mais fácil a caçada. E isso não precisa ser numa dança, as mulheres mexem os quadris sem precisar do som de uma música. Ao mudar o peso do corpo de uma perna para outra, ela já mexe o quadril. É um gesto sensual.

8. 8. Apontar os joelhos.

É uma posição descontraída, em que ela pode exibir as coxas. E a direção dos joelhos indica onde ela está interessada.

9. 9. Acariciar os sapatos.

Para um homem isso pode não fazer sentido, mesmo que o deixe desconcertado. Pois bem, tirar e colocar os sapatos dá a ideia de a mulher se despir para o homem.

O que fazer quando uma mulher está olhando para você?

Se perceber uma mulher olhando para você, comemore!

Sorte a sua! Mas, apesar de estar olhando para você, e possivelmente interessada, o jogo não está ganho.

Se você não fizer as perguntas certas, nem jogar direito, vai terminar no 0 a 0.

Imagine-se numa livraria, dando uma olhada em alguns livros e, de repente, quando se dá conta, há uma mulher linda olhando para você.

Primeiro, certifique-se de que ela realmente está interessada. Mande um sinal, um sorrisinho, daqueles sem mostrar os dentes. Desvie o olhar e volte ao que estava fazendo.

Depois de um curto espaço de tempo, olhe novamente. Se ela o olhar de novo, meio que tímida... Bingo! Se ela estiver interessada em você, não vai resistir a olhar de novo. Mantenha o olhar num ponto fixo perto dela.

Olhe como se estivesse interessado em alguma coisa. E, então, vá para esse local. Como estamos falando de uma livraria, pode ser uma estante. Vá e pegue um livro. Finja interesse no livro. E, só depois, fale com ela.

Espere tempo o suficiente para ela se perguntar se você realmente está interessado. Respire, espere e não a perca de vista.

Esta é a única situação em que você não seguirá a "regra dos 3 segundos".

Bom, depois de um tempinho, vá em direção a ela. Não a aborde diretamente. Em vez disso, aja como se você fosse fazer outra coisa.

Por exemplo, pegar um livro ou revista que está perto dela. Se estiver num café, finja que quer ver um doce ou salgado numa prateleira perto dela.

Se acontecer numa boate, continue dançando e, devagar, vá se aproximando dela. Espere alguns momentos até falar com ela.

Dica de pegador
Na verdade, eu já falei sobre isso, mas não custa nada reforçar... Quando falar com ela, não se apresse nem pergunte o nome dela, peça apenas uma informação ou uma opinião.

Ah! Também não se apresente nem a elogie logo de cara.

E deixe a antecipação criar o momento. Mulheres adoram antecipar o que está por vir. Elas gostam desse joguinho.

E o melhor é que isso as deixa superexcitadas. Quanto mais oportunidades de antecipar um movimento seu, mais feliz ela vai ficar.

E já lhe aviso que tal tipo de coisa não acontece todo dia. Talvez uma entre 100 mulheres vai demonstrar interesse. Então, não deixe uma chance de ouro como essa passar.

A verdade é que ter sucesso com as mulheres não passa de um jogo de números.

Quanto maior o número de mulheres com quem você falar, quanto maior o número de mulheres que você abordar, mais chance tem de conseguir uma.

Em outras palavras, torne-se um especialista em abordagem. Como? Estudando o **Passo 6**, que diz exatamente como abordar uma mulher.

Durante o jogo

Daqui a muito pouco tempo você já estará pronto para marcar o gol.

Já marcou? Ótimo. Adoro alunos que dão mais do que eu lhes peço.

Ainda não? Leia e aprenda.

Agora é a hora. Você já aprendeu a se vestir, a se portar, o que falar.

Você está no meio do campo e, com mais algumas jogadas bem planejadas, vai marcar um golaço.

Neste capítulo, vou ensinar o que falar numa conversa com uma mulher, como deixá-la interessada, como fazer ela rir com você e muito mais.

Pronto ou não, vamos lá! Vamos para a doce terra da conquista das mulheres maravilhosas!

PASSO 9

GERANDO ATRAÇÃO

Aqui está o grande segredo por trás dos grandes conquistadores: eles não tentam seduzir a mulher, e sim gerar atração.

Qual a diferença entre essas duas coisas?

Atração: estado emocional que faz com que um indivíduo se mova em relação e queira ficar perto de outro.

Seduzir: convencer um indivíduo a ter relações sexuais.

Primeiro você gera atração, depois você seduz.

Dica de pegador
Comece a gerar atração usando NEGS.

NEGS

As NEGS têm a intenção de ser um falso desqualificador. O objetivo é diminuir o valor do alvo em comparação com o do sedutor. Não são insultos, são simples comentários.

No entanto, você não deve usar NEGS com todas as mulheres.

Use as NEGS com aquelas mulheres maravilhosas que merecem nota 11 numa escala de 1 a 10.

Essas têm a autoestima tão elevada por causa do tratamento que recebem de idiotas todos os dias que a única forma de você chamar a atenção delas é fazendo exatamente o contrário.

Se você usar as NEGS numa mulher que não é tão fantástica, é possível que se dê mal.

Elas sabem que são bonitinhas, legais, têm um corpo legal, mas também sabem que não são uma mulher fatal.

Sua confiança na beleza não é tão forte como a das maravilhosas, e você poderia destruí-la com uma NEG.

Até uma miss pode se sentir acuada com uma negativa, se você usar quando ela está realmente para baixo.

Use seu sexto sentido, perceba como ela está se sentindo. Se estiver incorporando a rainha de bateria, sinta-se à vontade.

Exemplos:

Ela: *Eu sou modelo.*

Você: *É mesmo? Do quê? Mão ou alguma coisa assim?*

Você: *Unhas bonitas, são suas mesmo?*

Ela: *Não.*

Você: *Ah, são bonitas mesmo assim.*

Você: *Que bonitinho. Seu nariz mexe quando você fala.*

Você: *Você pisca demais. Ouvi falar que isso é sinal de mentira.*

Você: *Esses sapatos parecem muito confortáveis.*

Para a amiga dela: *Ela é sempre assim? Sempre? Não sei como você consegue ATURAR.*

Você: *Você é tão bonitinha. Eu te adotaria. Colocaria um tapete no pé da cama e você dormiria lá.*

Você: *Que blusa legal. Eu acabei de ver uma menina usando a mesma blusa meia hora atrás.*

Você: *Nossa... Seus olhos são lindos... Especialmente o esquerdo!*

Você: *Nossa... Você quase poderia ser uma stripper!*

Você: *Você é tão bonita... Poderia ter sido modelo, se fosse um pouquinho mais alta e magra...*

Você: *Você é linda. Você é ex-modelo?*

Você: *Eu tinha que vir até aqui falar com você... De lá você parecia tão linda...*

Você: *Uau, você tem um corpo lindo... De costas!*

Você: *Nossa, que cabelo bonito! É seu? (Puxe!) Olha, mexeu. Você poderia ser modelo de cabelo, é só cortar essas pontas duplas.*

Você: *Você é linda de um jeito estranho!*

Você: *Você tem alguma coisa no seu nariz.*

Você: *Que perfume gostoso, acho que minha avó usa o mesmo.*

Você: *Você: Suas mãos são tão macias, como papel higiênico.*

Você está linda... Deve ser a luz.

Você: *Você tem um cabelo lindo e brilhante, igual ao da Lassie.*

A conversa

A pior parte já passou. Ela já está falando com você e, provavelmente, está interessada. Então, entra em cena uma das características favoritas da mulher: a conversa.

Vou dar-lhe um exemplo:

Certa vez, eu dei uma festa em casa e observei alguns de meus convidados, que interagiam com pessoas que nunca tinham visto.

Pedro* é um amigo meu que tinha acabado de chegar à festa. Ele veio sozinho e não conhecia muita gente. Então, decidi apresentá-lo a Sílvia*.

A conversa foi mais ou menos assim:

— *Prazer, meu nome é Pedro.*

— *Prazer, o meu é Sílvia. Então, o que você faz?*

— *Eu sou engenheiro. Trabalho numa companhia internacional...*

Pedro falou pelos dez minutos seguintes, praticamente sem parar, sobre sua vida, sua carreira, seu novo projeto na empresa.

Depois que eles se separaram, fui até onde Sílvia estava para lhe perguntar o que ela tinha achado de Pedro. A resposta foi: "*Ah... Legal...*".

Traduzindo: ela não gostou do Pedro. Por quê?

Uma mulher fala, em média, sete mil palavras por dia, enquanto o homem fala, em média, três mil. Ela tem muito mais experiência em conversa.

Portanto, você tem que saber manter uma conversa interessante. E uma conversa interessante para uma mulher é: falar dela mesma.

Dei esse toque a Pedro e o apresentei a outra amiga minha, Patrícia*.

Desta vez, a conversa foi monopolizada por ela. Em determinado momento, ele se levantou para pegar uma bebida para os dois e, então, eu me aproximei e lhe perguntei o que tinha achado dele.

E a resposta foi: *"Nossa, ele é muito legal, interessante, inteligente... Sabia que ele é engenheiro de uma empresa internacional? O nome é... Ah, esqueci o nome da empresa..."*.

Dica de pegador
Por que as mulheres falam tanto?

No cérebro das mulheres, o campo da fala está dividido em duas partes, sendo uma no hemisfério direito e a outra, no esquerdo. O fato de elas terem dois centros de fala, nos dois lados, as leva a falar muito e gostar de falar.

E como essas áreas são específicas, o resto do cérebro fica livre para fazer qualquer outra coisa.

Porém, apesar de elas serem experts quando o assunto é conversa, há algumas técnicas que vão preparar você para isso.

Se, do ponto de vista dela, falar de si mesma corresponde a uma conversa interessante, então, o seu objetivo é fazer com que ela continue falando.

Você tem que se mostrar interessado e interagir com o que ela está dizendo.

Porque, é lógico, se ela achar que você presta atenção no resto do ambiente, menos nela, isso será uma ofensa sem tamanho.

Mostre-se interessado pelo trabalho dela. Pergunte algo a respeito. Nunca perguntas vazias e óbvias.

Alguma coisa realmente interessante.

Por exemplo, se ela é médica, você pode perguntar-lhe de que área; qual faculdade ela fez; se ela trabalha em hospital ou se tem sua própria clínica e, se tem, onde é a clínica; quais são os planos futuros dela etc.

Quer ver como a coisa funciona? Pense na seguinte situação: você tem um amigo que está solteiro e, um dia desses, vocês saem para almoçar. De repente, ele diz que se casou na noite anterior.

Qual seria a sua reação? Você imediatamente começaria a questioná-lo sobre todos os detalhes. Você lhe pergunta coisas do tipo: *"Mas, como?"*, *"Casou onde?"*, *"Com quem?"*, *"Onde a conheceu?"*.

Esse é o tipo de atitude que você tem que tomar quando estiver conversando com uma mulher.

Numa primeira conversa, é importante que você crie um *rapport* com ela. *Rapport* significa "quebrar o gelo", ou seja, falar com liberdade e sinceridade, deixando de lado as aparências.

Para conseguir um bom *rapport*, existe uma tática infalível. Qual? Ora, encontrar coincidências entre vocês.

Mulheres adoram coincidências.

Elas adoram essa coisa de destino, que está escrito nas estrelas, mapa astral, numerologia, *tarot* etc.

Por exemplo, imagine que, logo no começo da conversa, ela lhe diz que fez o curso de Nutrição na faculdade X. E, por acaso, sua irmã também. Ora, não deixe tal oportunidade passar. Diga: *"Nossa! É verdade? Minha irmã também fez Nutrição nessa faculdade! Que coincidência..."*.

Se ela diz que adora comida japonesa, complemente dizendo que sua comida favorita é justamente essa, porque você adora a cultura oriental e acha admiráveis esses hábitos japoneses tão saudáveis.

E agora vem a jogada de mestre: diga que você conhece um restaurante maravilhoso, diferente de tudo o que ela já viu antes e que vai adorar.

As seis perguntas para construir o *repport*

Provavelmente, você vai achar tais perguntas familiares. Afinal, me inspirei nas perguntas que um entrevistador faz aos candidatos a um emprego.

A intenção é fazer com que a mulher fale livre e espontaneamente com você. E, o melhor, que ela tente se mostrar e se valorizar para que você a ache interessante.

Depois das perguntas, eu vou explicar o porquê de elas surtirem tanto efeito. Você vai cair para trás com as explicações e vai ver os resultados.

Eu descobri que uma conversa se parece muito com uma entrevista. Não tenha medo de lhe fazer as seis perguntas seguintes.

Imagine que você tem que planejar sua própria morte. Quantos anos você tem nesse momento? Como é o funeral?

Se pudesse ser um animal, qual animal você seria? E se você tivesse que se casar com um animal que não fosse da sua espécie? Com qual animal você se casaria?

Encontraram um portal que permite viajar por qualquer época. Se você tivesse que escolher entre três lugares, aonde você iria? E se ficasse presa no tempo, e não pudesse mais voltar para a sua época, em qual delas você ficaria?

Se você tivesse uma tatuagem, onde faria e qual seria o motivo?

E se ela já tiver tatuagem, por que escolheu este desenho?

Você pode convidar cinco pessoas para jantar; podem ser reais ou imaginárias, como personagens de um filme. Quem você convidaria? E por quê?

Imagine se você pudesse escolher os seus pais. Podem ser pessoas reais ou personagens de um filme/livro. Quem seriam?

A seguir, vão algumas sugestões para você interpretar as respostas.

Posso não ser um psicólogo, mas tenho vasta experiência e conhecimento do comportamento humano, principalmente feminino.

Portanto, siga as sugestões como um modelo.

Só não gaste muito tempo estudando profundamente cada resposta.

E não dê uma de psicólogo para cima dela. Psicólogo só é legal quando você procura por um.

De outra maneira, não existe nada mais chato do que aquelas pessoas que ficam filosofando sobre a vida etc.

Seja uma pessoa mais interessante do que isso. Estude, cresça, saiba falar de qualquer assunto.

Interpretando as respostas:

1. Quando ela se imagina morrendo, é uma dica do quanto ela pretende viver. É um bom jeito de achar afinidades entre vocês. Não que você precise dizer-lhe isso. Guarde tal informação para você. É muito especial encontrar alguém que espera viver tanto quanto nós. A maioria de nós não vive do jeito que sempre sonhou e, por isso, dividir sonhos nos aproxima de alcançá-los.

2. As pessoas confiantes escolhem animais que têm as mesmas qualidades que elas. As inseguras escolhem animais que admiram. Ao escolher um animal para se casar, escolhem animais com qualidades semelhantes às de suas melhores amigas. Por exemplo, se preferir um golfinho, significa liberdade, inteligência e beleza. Se escolher um cachorro, entenda que ela aprecia lealdade e seu ex provavelmente a traiu.

3. Os lugares e o tempo que elas escolhem revelam quais sentimentos querem sentir quando estão livres e fora das barreiras do estresse do dia a dia. Por exemplo, se escolher Marte, gosta de novidades e descobertas. Se preferir a era Pré-Histórica, significa que ela gosta do incerto e do perigo. Além disso, o lugar que elas escolhem fala sobre os sentimentos que as fazem sentirem-se mais confortáveis. Por exemplo, se escolher a Antártida, isso revela que ela se sente mais confortável sozinha.

4. Tatuagens representam permanência. Hoje em dia, muitos jovens têm mais de uma tatuagem e, talvez, ela vá mostrá-las na mesma

hora em que você lhe pedir. Isso é ótimo, mas não é o ponto-chave do exercício. Deixe que mostre e pergunte-lhe se quer fazer mais. O desenho da tatuagem significa muito para quem a fez. O local que ela escolheu representa um ponto vulnerável em seu corpo ou, talvez, um senso de estilo. Depende de você perceber qual significa na verdade.

5. Essa pergunta é a mais difícil de entender. Você estará tentado a analisar o significado de cada um. Não faça isso. Ao invés, entenda da seguinte maneira: essas cinco pessoas representam o que ela acha interessante num grupo. Por exemplo, se ela selecionar um grupo de homens e mulheres é porque gosta de diversidade. Se escolher pessoas importantes, tais como celebridades e atores, está mais preocupada com o seu *status* social.

6. Apenas as pessoas que se sentem confortáveis consigo mesmas e seus familiares vão escolher seus próprios pais. As pessoas que escolhem pais diferentes refletem as qualidades que esperavam ter de seus pais verdadeiros. Melhor do que chamar a atenção dela para isso, diga que representa as qualidades que ela espera ter em seus próprios filhos. Por exemplo, se ela escolher Einstein, ela deseja que seus filhos sejam inteligentes e pensantes. Se, por outro lado, preferir Angelina Jolie, quer que seus filhos sejam independentes.

Espero que você use bem tais dicas, porque não foi fácil escolher essas seis perguntas diante de milhões que poderiam ser feitas.

Use esta tática da maneira correta. E não se esqueça de que essas perguntas são apenas para que ela converse livre e abertamente com você.

Não precisa gastar toda a sua massa cinzenta tentando descobrir o significado das respostas dadas.

Sinta-se livre para colaborar com mais perguntas. Coloque o seu tempero no jogo.

Isso pode vir em qualquer hora da conversa. Mesmo nas futuras vezes em que vocês se encontrarem.

O propósito de qualquer história nunca é entreter. E, sim, atrair.

Você atrai mostrando seu lado humano, seus sentimentos e reações perante a vida.

Por isso, é mais importante mostrar suas ações e atitudes do que ficar enfatizando o quão grande era o cachorro que você tinha.

O que atrai uma mulher é a oportunidade de você mostrar seu lado humano diante dela.

Por exemplo: ao contar uma história do cachorro do seu vizinho, você pode dizer: "*Eu estava passeando hoje de manhã e vi o cachorro do meu vizinho na frente da casa dele. É um cachorro muito bonito. Aliás, é o cachorro mais lindo que eu já vi. E como é carinhoso! Inteligente também, muito inteligente. Eu o adoro. Inclusive, até lhe ensinei uns truques.*"

Lembre-se: toda vez que você tentar enfatizar muito uma coisa, ela soa falsa. E a pior coisa que uma mulher pode pensar de você é que é um mentiroso.

Tome cuidado com o que vai falar. Essa história do cachorro, por exemplo, é muito sem graça. Por quê?

Em primeiro lugar, porque a história não tem pé nem cabeça. Ela soa forçada, porque não leva a nada concreto. É só um comentário que pode terminar no vazio.

Concordo que falar de animais é uma boa. Mulheres, a grande maioria delas, adora animais ou, pelo menos, se afeiçoa a eles. É por isso que é sempre bom dar em cima de alguém quando você está no parque, passeando com o seu cachorro.

Porém, o grande erro cometido ali é que você não está mostrando nenhuma qualidade sua.

Demonstre valor e crie uma conexão emocional

Veja bem, num primeiro momento, a tática de se mostrar interessado funciona. Porque, realmente, as mulheres gostam de falar sobre si mesmas Mas, vai chegar a hora em que ela vai se perguntar: "*Enfim, quem será ele? O que ele quer comigo?*".

É aí que você vai demonstrar o seu valor. Para demonstrar valor, você precisa ensinar-lhe alguma coisa que ela não saiba e que seja do seu interesse.

Quando você aprendeu a abordar uma mulher, uma das peças-chave era fazê-la pensar que você estava de saída, como se estivesse ocupado com outra coisa/alguém.

Agora, o seu objetivo é se mostrar tão interessante que ELA não vai querer perdê-lo.

Para algumas mulheres, o fato de você ter tido coragem de falar, de começar uma conversa, já é um fator que o destaca dos demais.

Para outras, o seu visual ou o seu senso de humor o tornam especial.

De repente, ela vê em você uma atitude típica de um amigo ou um ex-namorado querido. Mas, para aquelas mulheres que têm muitas opções, você tem que lhes mostrar algo mais.

Existe um truque simples e eficiente. Você tem que lhe ensinar alguma coisa sobre ela mesma.

O truque do anel

Você pode fazer o seguinte: durante a conversa, finja que vai embora. Não embora do local, mas pode ser uma ida ao banheiro, ou como se um amigo seu o chamasse.

De repente, espontaneamente, você olha a mão dela e repara em que dedo ela usa anéis ou não usa nenhum.

Elogie o anel, se tiver. Continue fingindo que está de saída. Aparente estar curioso e entretido.

O que você deve dizer: "Antes de ir, eu preciso perguntar-lhe uma coisa: por que você escolheu usar este anel neste dedo?".

Provavelmente, ela dirá: "Nenhuma razão especial".

Você: "Interessante. Você sempre usa anéis neste dedo?".

Ela: "Sim, a maioria das vezes".

Você: "Eu pergunto, porque tenho uma amiga que é meio espiritualista, gosta de estudar a mitologia grega. E, esses dias, ela estava me contando que o dedo em que você escolhe para usar um anel diz muito sobre sua personalidade. Eu não sei se acredito muito nisso, mas ela explicou a teoria muito bem".

Você pode colocar o assunto deste jeito: "Na Grécia Antiga, cada um dos dedos era representado por um deus diferente. E as pessoas costumavam usar anéis para exaltar um Deus."

Agora, fale sobre o que significa cada dedo, deixando o em que ela está usando o anel por último. Só para mantê-la entretida e curiosa.

"Na mitologia grega, o dedo em que se usa um anel representa os traços da personalidade da pessoa: dedão—Poseidon. Representa individualidade, independência; indicador—Zeus. Representa dominação, poder, energia; meio—Dionísio. Representa irreverência, rebeldia e decadência; anelar—Afrodite. Representa amor, romance e conexão; dedinho—Ares. Representa conflitos, assertividade e competitividade."

Se ela não estiver usando um anel, você pode dizer, por exemplo: "As pessoas que não usam anéis são pessoas livres. Sem adoração específica por nenhum Deus. Isso demonstra liberdade, espontaneidade, leveza."

Toda mulher adora ouvir falar de si mesma. E, se você ensinar algo de seu interesse que ela não saiba, vai ficar imaginando o que mais você tem para lhe ensinar.

Como você pôde perceber, este capítulo é muito interessante, porque nele você deixa o curso mais de acordo com a sua pessoa.

Aproveite para dar um toque de si mesmo. Uma coisa natural e espontânea.

Busque em sua mente algo interessante, que é do seu domínio e que pode deixar as mulheres intrigadas.

De tudo o que você já viu na vida, não é possível que não haja nada que possa deixar uma mulher interessada.

Deixe a magia fluir!

Mulheres adoram o sobrenatural, ocultismo, previsões etc.

Eu mesmo posso dar-lhe vários exemplos de como fazê-lo. Um deles: mágica.

Selecionei os truques mais fáceis de aprender e, também, os mais impressionantes.

Qualquer um adora mágicas. Mas o mais importante é torná-lo diferente.

Quantos caras por aí você já viu fazendo mágicas? Só os mágicos, não é? Pois agora você vai se tornar o mágico da sedução!

Por meio de truques simples, você vai aprender a deixar as mulheres curiosas e intrigadas.

Eu separei quatro truques fáceis de se aprender e simples de serem inseridos no contexto de uma conversa.

AS TRÊS PERGUNTAS

O truque do anel que desaparece

Você vai precisar de vários anéis.

Passo 1. Mostre os anéis num saquinho ou na palma de sua mão, para o grupo de garotas ou para a mulher de sua preferência — se você conseguir separá-la do rebanho como lhe ensinei anteriormente.

Passo 2. Coloque os anéis em um montinho na mesa ou no balcão, se estiver num bar.

Passo 3. Então, diga que precisa apenas de um anel. Pegue um e, ATENÇÃO, faça barulho quando pegá-lo.

Passo 4. Observe-o dentro da palma de sua mão e diga que o anel escolhido não serve. Devolva-o para o monte.

Passo 5. Finja que está pegando outro anel no monte. Mas, na realidade, só faça barulho. Ela vai achar que você pegou e está com outro na mão.

Passo 6. Finja que está colocando-o na outra mão e feche-a.

Passo 7. Passe uma mão em cima da outra, realizando esses movimentos que os mágicos fazem num show. Então, abra a mão.

Ela vai achar que o anel desapareceu. Depois, abra a outra mão para mostrar que está vazia também.

O truque do baralho

Para esse truque, você vai precisar de 20 cartas e um coringa.

É simples. Você dá o baralho para ela embaralhar e pede que memorize as cartas que estão à direita e à esquerda do coringa.

Depois, pega o maço de volta, divide-o em dois e coloca um monte em cada bolso. Então, tire as cartas que ela memorizou de cada bolso.

Passo 1. Peça para ela embaralhar as cartas e, depois, abri-las num leque. Peça para que não o deixe ver as cartas. Diga para ela memorizar as cartas à direita e à esquerda do coringa. Depois, faça-a fechar o leque e lhe entregar o maço.

Passo 2. Divida o maço em dois montes da seguinte forma: uma carta para a direita e uma para a esquerda, e assim por diante. Quando terminar, coloque o segundo monte em cima do primeiro.

Passo 3. Agora, diga que o coringa não é mais necessário. Procure-o no maço e tire-o. Quando o achar, coloque as duas cartas que estavam embaixo dele em cima do maço. Peça para ela cortar o monte em dois, mais ou menos no meio.

Passo 4. Coloque a parte de cima no bolso direito, com a face virada para o seu corpo, e o outro monte no bolso esquerdo, da mesma forma. Retire a quinta carta de cada monte e... São as cartas que estavam em volta do coringa. Ah! A primeira carta é a que está mais longe do seu corpo.

Treine muito. No começo, você vai sentir dificuldade; depois, pode até ficar expert neste truque. A propósito, não banque o idiota e comece uma conversa com um "Oi, quer ver uma mágica, gatinha?" para, em seguida, fazer uma mágica de quinta categoria.

O truque do livro

Neste truque, você vai precisar de dois dados e de um livro grosso.

Você lhe entrega o livro e os dados. Vire de costas para não ver o resultado dos dados. Diga que ela pode jogar quantas vezes quiser.

Depois de jogar os dados, peça-lhe para somar as faces de cima com as faces de baixo, memorizar esse valor e não o revelar. Se você tiver um livro bem grosso, pode pedir-lhe para multiplicar esse valor por dez.

Caso contrário, fique só com a soma das faces. Depois, peça-lhe para abrir o livro na página do resultado.

Então, tire do bolso um envelope com um cartão, onde está escrito a previsão que, obviamente, corresponde ao número que ela achou.

O segredo é que, somando o valor da face de qualquer dado com o valor da face oposta, dá sempre o mesmo valor, sete. Ou seja, somando os dois dados, o valor é sempre 14.

Se você tiver o livro grosso, pode até ir mais longe.

Quando pedir-lhe para multiplicar o valor encontrado por dez, cujo resultado será 140, você lhe pede para ir à página do resultado final e achar o nome e o número com o resultado da primeira conta, ou seja, 14.

Então, é isso que estará escrito no cartão dentro do seu bolso.

Pois bem, vou dar-lhe mais uma ajuda.

Leitura das mãos

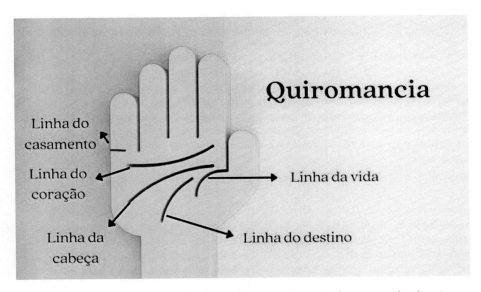

As mulheres têm verdadeira fascinação pelo futuro, pelo destino e adoram coincidências.

Se você souber falar alguma coisa sobre a personalidade ou o destino dela, eu lhe garanto que ela vai pensar no que você disse a noite inteira.

Para isso, eu montei um curso simples, e rápido, para você aprender a ler as mãos de sua futura parceira. Um guia rápido para deixar qualquer guru no chão.

Qual mão? Leia sempre a mão esquerda das mulheres. Segundo os estudiosos, essa é a mão dominante, aquela que mostra as escolhas, talentos e personalidades.

As quatro linhas principais são:

1. a Linha do Coração;
2. a Linha da Cabeça;
3. a Linha da Vida;
4. a Linha do Destino.

Linha do Coração

Esta linha pode ser lida em qualquer direção (do dedinho ao indicador ou vice-versa) dependendo de como for mais fácil para você se orientar.

Dizem que esta é a linha que fala sobre o que a pessoa espera ou que visão tem do amor. Ou seja, é a linha mais importante para 99% das mulheres.

Acredite, se você puder dar alguma informação, ela vai passar o resto da noite pensando no que você falou. É claro que você não vai memorizar tudo, mas tente lembrar-se de algumas coisas.

Por exemplo, qual linha é qual. Aqui vão algumas dicas para falar da Linha do Coração:

- se a linha começa abaixo do dedo indicador – a pessoa está contente com a sua vida amorosa;
- se começa abaixo do dedo do meio – é egoísta quando se trata de amor;
- se começa no meio – apaixona-se facilmente;
- se é reta e curta – tem um grande interesse sexual; tem menor interesse pelo romântico;
- se é longa e curva – expressa suas emoções e sentimentos livremente;
- se é reta e paralela à linha da cabeça – é boa em lidar com emoções;
- se é ondulada – tem muitos relacionamentos e amantes, isto é, ausência de relacionamentos sérios;
- se há um círculo na linha – mau sinal, porque indica depressão. Fuja dela!
- se é uma linha quebrada – apresenta trauma emocional. Pior ainda, vai pegar no seu pé.

Linha da Cabeça

Ela representa o estilo de aprendizado, comunicação, intelectualidade, sede por conhecimento e saúde mental.

Além de querer saber mais do que pode esperar do amor, a maioria das mulheres tem fascinação por essa característica do destino.

E elas também adoram ouvir como são inteligentes e interessantes, não só lindas. Seguem, abaixo, algumas dicas do que você pode dizer sobre a Linha da Cabeça:

- se a linha é curta – a pessoa prefere realizações físicas às intelectuais;
- se é curva, angulada – é criativa;
- se está separada da Linha da Vida – gosta de aventura, tem entusiasmo na vida;
- se é funda e longa – o seu raciocínio é limpo e focado;
- se é linha reta – apresenta pensamento realista;
- se tem várias cruzes na Linha da Cabeça – as suas decisões são momentâneas. Bom para você!

Linha da Vida

Ela começa perto do polegar e faz um arco em direção ao pulso.

Fala sobre a saúde física e o bem-estar. Mas o comprimento não tem nada a ver com a duração da vida. Aqui vão algumas dicas para falar da Linha do Vida:

- se passa perto do polegar – a pessoa está frequentemente cansada;
- se é curva – tem muita energia, (pense bem, isso é muito bom na hora de...);
- se é longa, funda – tem vitalidade;
- se faz um semicírculo – apresenta força e entusiasmo;

- se tem várias Linhas da Vida – tem vitalidade extra;
- se é quebrada – apresenta mudança brusca de estilo de vida.

Linha do Destino

Indica o grau em que a vida da pessoa é afetada por circunstâncias externas, fora de seu controle. Ou seja, cuidado ao tocar neste assunto.

Eu recomendo não tocar neste tópico. Mas, se ela lhe perguntar a respeito, vai ficar feio caso você não saiba responder. Algumas dicas para falar da Linha do Destino:

- se a linha é funda – a pessoa é fortemente controlada pelo destino;
- se quebra e muda de direção – está propensa a muitas mudanças na vida, devido a forças externas;
- se começa colada com a Linha da Vida – é uma pessoa autodidata; desenvolve suas aspirações cedo;
- se está ligada à Linha da Vida no meio – significa um ponto em que o interesse da pessoa deve se render ao das outras;
- se começa na base do polegar e cruza a Linha da Vida – tem apoio oferecido por família e amigos.

Dica de pegador
Nunca a deixe se sentir muito segura em relação a você.

Depois de anos de experiência e estudo, cheguei à conclusão de que uma mulher pode apenas sentir-se apaixonada quando chega ao nível que pensa que pode perder você.

Entenda que, quando mostra vontade de sair, de mudar alguma área de sua vida, isso passa a mensagem que você é um prêmio para ser ganho, que você é uma pessoa de valor.

Essa é uma atitude que vai colocá-lo para frente em qualquer área da sua vida que esteja o desafiando.

Por outro lado, se você demonstrar devoção, uma vontade inabalável de fazê-la sentir-se segura e amada, então onde fica a tensão que ela tem que ter de perdê-lo?

A graça acabou, na verdade, se essa for a situação nunca deve ter tido graça.

E é por isso que você não consegue nada tendo esse tipo de atitude.

Se você vir uma relação quente e apimentada no começo e depois sentir que ela evoluiu para um iceberg, agora você já sabe o porquê.

Os quatro estágios do aprendizado

Você deve estar pensando: "Ah, e como é que eu vou me lembrar de tudo isso na hora de falar com uma mulher?".

Fique tranquilo. Existem quatro estágios do aprendizado.

Nem eu aprendi tudo num dia.

Os quatro estágios do aprendizado são:

1. Incompetência inconsciente

É o estágio em que você faz tudo errado, mas não tem consciência disso. Imagine você ter que trabalhar numa fazenda, sem ter conhecimento sobre animais. Num dia, você alimenta o cachorro com feno e o cavalo com milho. Ninguém pode culpá-lo, porque, afinal, você não sabia e ninguém nunca lhe tinha ensinado o modo certo. Para ser mais claro, é o estágio em que você se encontrava antes de ler este livro.

2. Incompetência consciente

É o estágio em que você se encontra agora. Você sabe o que tem que fazer, mas, às vezes, não o faz. Talvez por insegurança, medo ou, até, por falta de prática. Este estágio tem que ser ultrapassado o mais rápido possível. Porque, quanto antes você passar para o próximo estágio, melhor. Aqui é o estágio em que, depois de conhecer uma mulher, você acaba pensando algo como: "Se eu tivesse dito..., acho que ela teria se interessado em vir/tivesse vindo para casa comigo". A diferença é que, agora, você já sabe o que poderia ter feito. E, acredite, isso já o coloca na frente de metade da população. Agora você já sabe o que deve fazer. A diferença vai ser a quantidade de vezes em que você utilizar essas técnicas e o seu empenho em mudar de vida.

3. Competência consciente

Este é o estágio em que você faz o que tem que ser feito, mas ainda precisa buscar na memória o movimento certo. Parabéns! Você já está fazendo o que é certo no momento certo. Agora só precisa transformar isso em...

4. Competência inconsciente

É, sem dúvida, o melhor dos estágios do aprendizado. Posso até chamar de estágio profissional. Aqui, você não se detém para pensar no que vai fazer a seguir. É um movimento natural, quase óbvio. E, por isso, é muito mais eficaz.

Para chegar até aqui, a única forma é muito estudo e prática.

PASSO 10

COMO SER ENGRAÇADO

Todo mundo adora rir. E quando perguntamos às mulheres as qualidades que elas esperam num homem, o humor sempre aparece.

Elas gostam dos caras que são confiantes e, já está comprovado, pessoas que riem juntas, permanecem juntas.

Pergunte aos casais que têm mais de 20 ou 30 anos de casados.

Com certeza, vai ouvir que o bom humor é fundamental. Ser capaz de rir diante das situações mais difíceis, e dividir piadas, aproxima as pessoas.

Você já deve ter reparado que existem dois tipos de piada: a piada forçada, típica daquele cara que conta piada sem graça, e a piada espontânea, aquela que a gente rola de rir, mesmo dias depois.

Algumas pessoas já nascem engraçadas, outras têm que aprender. O jeito mais fácil de aprender a ser engraçado é ficar alerta para as coisas divertidas do dia a dia. Mas no que reparar? Comece reparando no lado jocoso da vida.

- Observe os animais e as crianças. Nada é mais engraçado do que um cachorrinho tentando chamar sua atenção, tentando roubar alguma coisa de cima da mesa; ou um menino de 5 anos quando tenta enrolar a mãe dizendo que o abajur caiu sozinho, porque entrou um alienígena na sala.
- Escolha alguma coisa sobre você. Ser careca, usar óculos, ter nariz grande, estar com uma perna quebrada. Funciona sempre. Mas cuidado com alguns assuntos, porque, em vez de soar engraçado, você pode deixá-la sem graça.

- Capacidades pessoais, tais como ser bom em tênis, futebol, golfe etc.
- Autoaprimoramento. Coisas engraçadas que aconteceram com você durante sua vida e o ajudaram a aprender mais.

E, para preparar-se melhor, alugue um filme engraçado ou vá ao altar da comédia: a um show de comédia *stand-up*.

Mais uma vez, chegamos ao ponto crucial:
VOCÊ PRECISA ESTUDAR MAIS!

Se você ainda não tinha notado, apesar de eu ter dito mais de uma vez, para se ter sucesso, transformar-se num macho Alfa, aquele em que você tanto quer ser, o homem precisa estudar e se dedicar.

Assim, quanto mais você tiver acesso ao humor, mais fácil será para implementá-lo nas suas conversas. Ou seja, vai ficar mais fácil para você reconhecer situações engraçadas, pegar o gancho e fazer uma piada.

Pessoas que são realmente engraçadas, normalmente, têm um senso de tempo muito apurado (timming). Dão respostas rápidas, como se já soubessem antes o que falar, têm habilidade para fazer comentários nos momentos exatos.

A propósito, tome cuidado com as piadas explícitas. Piadas prontas podem sair como um tiro pela culatra.

Todo mundo sabe que a loira e o português não são inteligentes e que vão fazer alguma burrada no final da piada.

O que eu quero dizer é: não conte piadas previsíveis.

Além disso, observe que o humor tem uma linha tênue que separa o engraçado do desagradável, tome cuidado com piadas de mal gosto... pode dar cadeia.

Ser engraçado não significa deixar outra pessoa sem graça. Aliás, mulheres detestam quem faz os outros se sentirem inferiores.

O humor apresenta diferentes formas: sátira, sarcasmo, paródia, piada etc.

Contudo, o humor tem uma estrutura. Normalmente, inclui algum tipo de contradição inesperada.

Assim, contextos diferentes podem ficar hilários quando colocados juntos.

Por exemplo, imagine um empresário de terno e gravata dirigindo uma BMW prateada, no meio de uma estrada, cercado por ovelhas que não o deixam seguir viagem.

Exagerar as coisas pequenas da vida também é uma boa pedida. Os cartunistas usam isso ao fazer uma caricatura.

Pegam dois ou três pontos do rosto da pessoa e os exageram de forma que você consegue reconhecer a pessoa transfigurada, mas de um modo completamente irreal.

Quer outro exemplo?

Uma grande amiga minha conheceu o amor da vida dela num bar de karaokê. Quer uma situação mais ridícula que essa?

Enfim, o que chamou a atenção dela foi o jeito engraçado e despojado, sem ser arrogante, com que ele cantou no palco.

O legal disso é que ele conseguiu fazer graça, fazendo a plateia rir dele, ou seja, mostrou que era tão seguro que fez piadas sobre si mesmo e se sentiu confortável mesmo na frente de umas 100 pessoas. Coisa de mestre.

Dicas rápidas de um humorista

- Não conte piadas longas se você não consegue segurar a atenção de quem o ouve.
- Não conte sempre as mesmas piadas.
- Se ninguém está no clima para piadas, não force.
- Dê um tempo para que a pessoa possa rir do que você falou. Ninguém suporta uma pessoa que se acha mais engraçada do que realmente é e, por isso mesmo, faz piadas uma atrás da outra.

- Ah, e teste as suas piadas antes.
- Não ria das suas próprias piadas.

Lembre-se de que nem todo mundo gosta do mesmo tipo de humor.

Por exemplo, algumas pessoas gostam de humor negro, enquanto outras acham isso depreciativo.

Eu não sou fã de palhaçada, como os Trapalhões ou um palhaço mesmo, ao passo que outros morrem de rir com isso.

Por isso, eu digo que é um feito achar uma garota com o mesmo senso de humor que o seu.

Se você conseguir fazer que os outros riam, está pronto para encarar a vida. E, portanto... pegar quem você quiser.

GRAND FINALE

Parabéns! Você estudou, trabalhou duro e mereceu chegar até aqui. Agora é hora de deixar as fraldas e jogar com os grandes.

Um profissional não apenas sabe o que vai fazer, sabe também quais são os próximos movimentos do seu oponente. E, claro, já está preparado para isso.

Nesta parte do livro, você vai aprender a se tornar um profissional. Mas lembre-se: o estudo é contínuo. Terminar de ler o livro e ser bem-sucedido nas tarefas não é o suficiente: você vai estudar para o resto da sua vida se quiser mesmo seduzir as mulheres que passam na sua frente.

PASSO II

CRIANDO UMA CONEXÃO FÍSICA

Indicadores de interesse

Indicadores de interesse são os sinais que uma mulher manda que indiretamente revelam se ela está ou não atraída por você. São parte do processo de sedução e normalmente são involuntários e sutis.

Aqui estão alguns exemplos.
- Ela começa a se tocar ou a tocá-lo (Sorte sua!).
- Não para quieta.
- Inclina-se em direção a você enquanto você fala.
- Aperta sua mão quando você pega a dela.
- Brinca com o cabelo enquanto fala com você.
- Entrelaça as pernas com as suas.
- Contato visual ou outros tipos de linguagem corporal.
- Sente ciúmes se você fala de outra mulher.
- Chama o grupo dela para ficar perto do seu.
- Fica o olhando de canto de olho, para você não perceber.

Indicadores de interesse verbais:
- Perguntar "Machucou?" referindo a um piercing ou tatuagem.

- Fazer perguntas bobas só para continuar a conversa, não deixar a conversa acabar.
- Falar: "Nossa, você é o máximo" (meio óbvia essa, não?).
- Perguntar seu nome, idade, profissão, se foi casado, se namora, religião, perfume, roupa etc.
- Perguntar se você está indo embora quando você pega seu celular e põe no bolso ou vira para o outro lado, por exemplo.

Isso tudo acontece umas 50 vezes, e a maioria dos caras não faz ideia do que seja. Felizmente você tem a mim. Mas existe um indicador de interesse que é fatal, se isso acontecer você pode ter certeza de que ela está na sua.

- Colocar a mão na sua perna.
- Lamber os lábios enquanto fala.
- Tenta de qualquer jeito chamar sua atenção.
- Ela pega seu celular e coloca o número dela, sem você pedir e sem avisar.

Existe um teste para você ter certeza se ela está a fim ou não. É muito simples.

Ande com ela em direção a um ambiente com sofá e cadeiras. Sente-se no sofá. Se ela o seguir e se sentar no sofá ao invés de pegar uma cadeira, está pronta.

Após criar uma conexão emocional e gerar atração, você deve ficar atento ao IDI (indicador de interesse) para partir para o próximo passo no processo de sedução: a conexão física por meio do Processo Cinestésico.

O processo cinestésico

A maioria de vocês precisa começar a treinar para tocar mulheres.

Eu sei que parece estranho, mas é verdade, alguns caras se sentem desconfortáveis quando tocam uma mulher.

E o único jeito de curar isso é praticando.

Isso porque todos os caras foram treinados a manter distância uns dos outros e só tocam uma mulher quando ela já é deles.

As mulheres, por outro lado, estão sempre juntas, fazem tudo juntas, tocam-se sem nenhuma dúvida e isso não agride ninguém porque é uma coisa natural. Inspire-se nelas.

A razão pela qual mulheres falam que não gostam de ser tocadas por um homem logo no início é porque parece que eles estão apressando as coisas.

O Processo Cinestésico é muito mais do que isso. Não se trata de tocar uma garota.

O Processo Cinestésico é sutil, é a preliminar da preliminar, é você esbarrar a mão no braço dela "sem querer", um tapinha no joelho e coisas do tipo.

É para ela pensar num contato físico com você. E precisa de certa ordem para funcionar. De outra forma vai parecer interessado em uma coisa só.

Primeiro, tocar a área do braço, em cima ou embaixo, tanto faz. Você pode fazer durante uma conversa, enquanto conta uma história ou uma opinião.

A chave é manter o contato visual e não olhar para sua mão enquanto a toca.

Ou, se está falando com alguém próximo, mantenha o contato visual com essa pessoa enquanto a toca.

Depois você pode tocar a perna, apenas se estiverem sentados. Cuidado para não deixar a mão parada na perna dela, é esquisito.

Exemplo: se vocês estão sentados num sofá ou em cadeiras, toque o joelho dela com o seu joelho, se ela fingir que não sentiu, continue. Toque-a com o cotovelo.

Imagine os dois sentados e virados para a mesma direção.

Esses passos, além de eficientes, são seguros porque você sempre pode fingir que não pretendia tocá-la.

E assim não perde pontos se ela achar ruim.

Se vocês estão de pé, pode tocá-la nas costas. Por exemplo, para levá-la de um ambiente ao outro você pode colocar as mãos nas costas dela para indicar o lugar para onde estão indo.

Eu só não aconselharia fazer isso se não estiverem andando ou indo a algum lugar.

As costas de uma mulher são um dos milhares pontos sensuais dela, tocar por tocar pode indicar que você está indo muito depressa.

Mas se ela ignorar o toque, continue.

Próximo passo: tocar o rosto. Vocês estão sentados num sofá e já passou pelo joelho, pela perna e pelo braço.

Agora é hora de chegar mais perto. A melhor desculpa para tocar o rosto é: *"Espere aí, você tem um cílio no seu rosto"*.

E fingir tirar o cílio imaginário do rosto dela.

"Ah, Rico, mas ela não tem nenhum cílio nem sujeirinha para eu tirar".

Presta atenção, o cílio é de mentira, se ela realmente tiver um cílio perdido, tire, mas se não tiver, apenas finja tirar.

Apenas preste atenção. Se você estiver fazendo contato visual com ela. lembre-se de olhar para o "cílio" nesta hora.

Senão vai parecer esquisito, ou que você é vesgo. O toque tem que ser leve, não belisque o rosto dela, use a ponta dos dedos e gentilmente aperte.

Se ela deixar você tocar o rosto dela sem se desviar ou mostrar desconforto, provavelmente ela está na sua.

O que evitar: colocar os dois braços em volta dela. PÉSSIMO. RIDÍCULO E AMADOR.

Se estiverem sentados, pode colocar um braço na cadeira dela ou atrás das costas dela se estiverem num sofá. Caso contrário, fique na sua.

Um jeito simples de mudar o braço sem levantar suspeitas é quando você troca de posição.

Por exemplo: se vocês estão sentados num sofá, cruze a perna e coloque o braço na mesma hora.

Ah! Quando eu falo cruzar as pernas, é o calcanhar de uma no joelho da outra, e não joelho com joelho, isso é coisa de mulher.

Tudo isso é um processo de evolução, você está bem no jogo, mas a partida ainda não acabou, lembre-se de que com as mulheres tudo conta.

Se nesse momento ela pegá-lo olhando para outra ou, se de repente, você decidir coçar as partes íntimas, o jogo acaba e você perde.

Quanto aos toques, fique sempre de olho se está tudo bem para ela. Se notar que ela não está gostando ou se sentindo desconfortável, pare e recue.

Repare que tudo está inserido num contexto. Se você estiver conversando com uma mulher e de repente tocar suas costas, ela vai achar esquisito.

Mas se você estiver indicando um lugar, ela vai achar normal.

Nunca pegue o rosto dela com as duas mãos. Pode parecer romântico, e até funciona em filmes, mas na vida real é uma furada.

Se você for beijá-la, NÃO PERGUNTE E NÃO AVISE. As mulheres odeiam isso mais que tudo.

Apenas faça e depois diga: "Espero que você não ligue". Depois! Só depois de ter beijado.

Ainda no beijo, se você for beijá-la, precisa manter seu rosto parado. Não é para dar um mata leão nela.

Um jeito sutil e que as deixa derretidas é segurar a parte de trás do pescoço delas. Ou então levantar um pouco o queixo delas e NÃO FAZER CONTATO VISUAL NESSE MOMENTO.

O que não fazer quando for beijar:
- não segurar os ombros dela;
- apenas se inclinar em direção a ela;
- fazer biquinho antes de beijar;
- tentar passar a mão onde não deve.

O único momento que você pode colocar as duas mãos no rosto dela é se você for dar um beijo mais agressivo.

Faça em menos de um segundo. Pegue-a com as duas mãos e beije-a. Não esqueça do fator surpresa.

E isso é para os profissionais, se você não se sente completamente seguro nem tente fazer. Definitivamente não é para iniciantes.

A importância de dar as mãos

Depois de fazer a conexão emocional, a interação pode se perder. A mulher pode pensar "Esse cara é um idiota".

Prepare-se porque elas não vão dar o primeiro passo.

Toque de mão é uma excelente maneira de começar **o Processo Cinestésico** é bater as mãos, como amigos fazem quando se encontram.

Mostrar a ela os diferentes tipos de aperto de mãos e o que cada um diz sobre a pessoa.

Invente alguma coisa na hora. Depois diga "Você e eu também temos nosso próprio aperto de mão". Faça um aperto de mão cheio de passos e bem esquisito.

O jeito mais simples de tocá-la: passe pelo grupo batendo as mãos no alto com todos os que estiverem na roda. A segunda vez que fizer isso todos já vão saber e vão corresponder ao toque.

A importância de dar as mãos: mãos dadas transmitem conforto. É mais confortável do que manter as mãos nas costas dela. Arranje uma desculpa para pegar a mão dela. Exemplo: "Me deixa ver se suas mãos são grandes". Entrelace os dedos e continue segurando a mão dela. Repare se ela segura sua mão também ou se está com a mão frouxa. Evite ficar com as mãos paradas, fique movimentando os braços. Ah, uma dica: lugares de muita movimentação não são bons para essa técnica.

Leia a mão dela, como já ensinei.

PASSO 12

O BEIJO

É claro que o seu principal objetivo, agora, é conversar com uma gata e ter um momento agradável.

Mas, dependendo do seu desempenho, podemos passar para o próximo nível.

Veja, é claro que as mulheres não querem se sentir usadas, mas querem, sim, ser beijadas, dominadas, conquistadas.

A maioria dos homens não faz ideia do momento exato para beijar uma mulher. E, acredite, muitos perdem a chance de fazer deste um momento perfeito.

Alguns até deixam tal oportunidade passar e, depois, nunca mais encontram a mulher de novo. Afinal, se eu fosse mulher, não daria bola para um cara lerdo, devagar.

Por favor, não perca uma oportunidade dessas. Eis o que você vai fazer: quando estiver conversando com uma garota, antes de sair fazendo biquinho, você tem que saber se ela já está na sua o suficiente para querer beijá-lo.

Como saber se ela já pode ser beijada?

Existe uma técnica infalível para saber isso. Durante a conversa, espontaneamente, eu passo a ponta dos dedos no cabelo e faço um elogio, como: "Seu cabelo parece tão macio".

Se ela sorrir e parecer gostar, eu volto a acariciar o cabelo. Depois, passo os dedos pelos lábios e contorno dos olhos.

Se ela fechar os olhos ou sorrir... Ponto para você! Vá fundo, que você já ganhou!

Por outro lado, se ela recuar e se mostrar desconfortável... Afaste-se, você não está agradando.

Isso não quer dizer que o jogo acabou. Apenas que, quanto mais gafes você fizer, mais pontos você perde.

Quero deixar claro que muitas coisas que eu ensino no livro precisam de bom senso. O próximo assunto também diz respeito ao bom senso.

Uma mulher determina o que ela quer com você a partir do primeiro beijo. É extremamente importante que você não perca nenhum ponto neste quesito.

Quando for beijar uma mulher pela primeira vez, tome cuidado para não parecer abusado. Se ela sentir que você já quer levá-la para a cama, é capaz que esse seja o seu último beijo nela.

Tome cuidado para não virar um polvo e ir tentando passar a mão onde não deve.

O beijo deve ser suave nem muito molhado. Deve ser sutil. Comece com um selinho no cantinho da boca e abra a boca lentamente. Depois, sugue levemente o lábio inferior dela.

Não incline muito a pélvis, principalmente se você estiver em "ponto de bala".

Na hora do beijo, segure a parte de trás do pescoço dela, de forma com que o seu dedão toque na orelha dela com uma mão. A orelha é um dos pontos erógenos mais sensíveis da mulher.

Com a outra mão, segure a cintura dela, como se a estivesse abraçando. Faça carinho nas costas, na altura do sutiã.

O primeiro beijo deve durar em média dez segundos. Não mais que isso. Depois, incline-se de volta e sorria.

Nesta hora, você é OBRIGADO a fazer um elogio. Ela tem que achar que você adorou o beijo.

Antes do beijo, existem alguns cuidados específicos que você precisa ter, tais como não comer cebola, alho ou alimentos que deixem um gosto forte na boca.

Antes de sair para a caçada, certifique-se de que se alimentou bem, pois ficar em jejum também o deixará com um mau hálito.

Tenha sempre ao seu alcance uma bala, não um chiclete. Por quê? Quem você conhece que parece sempre estar mascando um chiclete? A vaca.

Inconscientemente é essa a impressão que você passa para quem o observa.

Além disso, é mais seguro você investir em balas de sabores neutros, como menta e hortelã. Vai que você come uma bala de banana e ela detesta banana!

Não custa prestar atenção a tais detalhes.

Beije para ter sexo

A boca é a zona erógena primária, beijá-la desperta os hormônios sexuais. O beijo é tão importante que é decisivo.

Estudos comprovam que 66% das mulheres já dispensaram um cara depois de se decepcionar com o beijo.

O beijo é um sinal de carinho. Quanto mais você a beija e a acaricia, mais segura ela vai se sentir com você.

Por outro lado, se você só a beija quando quer levá-la para a cama, ela também vai perceber isso.

Faça um esforço para beijá-la, mesmo se o sexo for carta fora do baralho. É uma forma de mostrar que você não pensa só naquilo.

OK, nós sabemos o que você está pensando. É só não deixar ela descobrir.

E quanto mais persistente você for, mais sucesso terá, porque a saliva masculina carrega testosterona, que é um hormônio afrodisíaco.

E, se ela estiver um pouco estressada, beije-a! Estudos comprovam que o beijo derrete o estresse. Não é só sair beijando, elas precisam se sentir seguras para conseguir relaxar. Beije de forma carinhosa, isso aumenta a sensação de bem-estar.

Como criar química e tensão sexual?

Química e tensão sexual: o que isso significa para você? É excitante? Muitos caras nem pensam sobre isso, o que pode deixá-los nada atraentes.

Eu quero que você se imagine com uma gata maravilhosa, que o adora e que você adora também, e com quem você tenha saído algumas vezes.

Imagine que você ainda não tem certeza do quanto a conquistou. E, finalmente, depois de um encontro incrível, vocês dormem juntos.

Muito bom, não é mesmo? Agora, compare isso à seguinte situação: imagine que você conheceu uma gata maravilhosa e, logo na primeira noite, ela deseja e se sente muito bem em dormir com você.

Se você é como a maioria dos caras, ficará feliz nas duas situações. Mas, como você pode ver, a primeira é muito mais excitante.

Isso significa: você = homem. Ora, o que ocorre é que **80% do seu instinto de atração inicial é baseado no visual e 20%, na personalidade.**

Então, as duas situações são boas, mesmo que o primeiro cenário seja mais satisfatório.

Mas como uma mulher sente?

Como a atração funciona com as mulheres?

Imagine que uma mulher conhece um cara e se dá bem com ele. Depois, imagine que esse cara tem uma agenda superlotada, porque ele leva uma vida bem agitada.

Então, ela só consegue vê-lo uma ou duas vezes por semana. Imagine que ela sabe que ele gosta dela, mas, como ele é um partidão, tem várias outras opções e ainda não decidiu 100% se quer ou não ter um relacionamento sério com ela...

Imagine que, duas semanas depois, ele, finalmente, se entrega a seus impulsos. Num momento de paixão, eles dormem juntos.

ISSO, para uma mulher, é um exemplo explícito de tensão sexual. Para ela, ISSO é o equivalente ao que um homem sente quando conhece uma gata maravilhosa.

Para uma mulher, 80% da atração se baseia na personalidade e 20%, na aparência – exatamente o oposto de você.

Se ela quer conhecer alguém que corresponde completamente aos seus interesses, alguém que está disponível o tempo todo, alguém que ela pode confiar e dormir junto, então, a atração se dispersa.

Para ela, **ISSO** é o equivalente ao que um homem sente quando conhece uma garota não tão bonita ou pouco atraente. Nenhum desafio.

É uma **BOA NOTÍCIA** para os homens que o instinto de atração das mulheres se baseia 80% em personalidade, porque isso diz que, virtualmente, todo homem por aí tem chances reais de conquistar qualquer mulher.

PASSO 13

ETIQUETA NA CAMA

As mulheres são muito mais românticas e têm a capacidade de lembrar, por anos, o que nós esquecemos na semana seguinte.

E, como você sabe muito bem, mulheres falam, e falam muito. Se você for o máximo na cama, ela vai falar. Mas se tiver uma performance ruim...

Não há regras, por isso é complicado lidar com a situação. Na prática, é melhor usar o bom senso. Nós precisamos estar atentos à mulher: se ela quiser só diversão, pode ser mais liberada.

Mas, se ela estiver romanceando o momento, pode se sentir ofendida caso você seja muito impulsivo. Entende?

Para nós, o sexo é sexo. Para elas, envolve vários outros aspectos.

A grande maioria fantasia uma transa envolvente, sexy, mas NUNCA você vai conhecer uma mulher que queira transar, virar para o lado, dormir e ir embora.

Se o seu objetivo é arranjar uma namorada, fique atento a este manual de etiqueta na cama. Mas, se o seu objetivo é conquistar mais e mais mulheres, siga este manual também.

Digo isso por experiência própria. Imagine se você quiser sair com ela de novo e não tiver sido uma boa companhia da primeira vez? Não acho que vá conseguir.

Além disso, vai que um dia você fica louco para sair com uma amiga dela... Meu amigo, até você trocar telefones, ela já vai ter ouvido tudo do fiasco que você é na cama.

Por isso eu digo: siga este manual independentemente das suas intenções com a garota.

Este manual vai ensinar tudo o que você precisa saber para a **primeira** transa de vocês. É claro que as coisas vão mudar depois da primeira vez, assim que vocês tiverem mais intimidade, a transa vai apimentar. Mas por enquanto é melhor ficar no básico do que pagar um mico.

Os 13 erros que você nunca pode cometer

1. Nunca insista para ela fazer sexo oral

Que nós adoramos sexo oral todo mundo sabe. Muitas delas gostam de fazer e receber. Mas, apesar de todos sermos fãs dessa prática, é uma coisa que requer um certo nível de intimidade. É perigoso pedir ou forçar logo na primeira vez.

A iniciativa deve partir da mulher. Se ela começar, continue e faça bonito. Não adianta empurrar a cabeça dela para baixo, ficar esfregando o "amigo" na cara dela.

O sexo oral é cheio de prós e contras. Se ela estiver curtindo um clima romântico, e você pedir ou tentar forçá-la, isso pode quebrar o clima e, até mesmo, fazer você perder a transa.

Se acontecer de chegarem ao quarto, no motel, ou começarem a se enroscar no sofá, isso apenas é um sinal verde para o jogo começar, nada mais. Se você jogar mal, pode acabar perdendo a chance.

2. Não enfie a língua na orelha

Nunca e em hipótese alguma! Oh! Pobre e inocente orelha. Cuidado ao tentar dar um beijinho *caliente* na orelha da sua amada, você corre o risco de bancar o tamanduá num formigueiro.

Realmente, a orelha é uma zona erógena, mas delicada. Assim, se você babar nela, em vez de deixá-la excitada, pode acabar com o clima. Um beijinho na orelha, uma lambidinha só com a pontinha da língua no lado de fora é o suficiente. E, se bem feito, vai render boas surpresas.

3. Não tente transar sem camisinha

É o tipo de coisa que eu nem deveria estar falando, deveria ser óbvio. E você não precisa me explicar por que tentaria fazê-lo. Eu sei que é mais gostoso sem camisinha, que tem que parar um pouco com os amassos para colocar o preservativo, que quebra o clima etc.

Mas, se essa é a primeira vez de vocês, qualquer coisa pode colocar tudo a perder. Além de se safar de uma roubada, como uma gravidez ou uma doença, você vai mostrar para ela que se cuida e que se importa com o seu corpo e a sua saúde.

Você deveria desconfiar da garota que topa transar sem camisinha.

Além disso, com a camisinha, ela vai se sentir mais à vontade, porque tem certeza de que não está correndo riscos. Uma gata à vontade na cama? Maravilha.

Ah, e isso não vale só para a primeira transa. É para todas!

4. Bater nela

Nós adoramos e elas também. Vamos dizer que você precisa saber o momento exato para tal coisa. Na primeira transa, tudo pode ter dois sentidos.

Bater nela pode deixar os dois mais excitados, mas pode também acabar com o clima. Precisa de intimidade. Nem todas gostam.

Sorte nossa que existe um jeito fácil de saber se podemos avançar. Se ela começar a mordê-lo, pode mordê-la também. Se começar a arranhá-lo mais forte, pode começar a arranhá-la mais forte também. Se ela lhe der um tapa, bata nela também. Mas lembre-se de que estamos falando de um tapinha e não de um soco no nariz.

5. Xingar

Chamá-la de vadia, vagabunda, puta. As mulheres adoram fantasiar, assim como nós. Mas, ao mesmo tempo em que você pode acertar e deixá-la mais excitada, pode estragar tudo. Porque, se vocês não tiverem intimidade o suficiente, ela pode achar que você está falando da postura dela.

Imagine se você solta uma pérola na primeira transa. Imagine que ela estava super a fim de transar com você, mas que tinha dúvidas se você ia pensar mal dela. Agora ela vai ter certeza!

Como tudo, se trata de bom senso. Tome cuidado com isso logo no começo. Afinal, no começo tudo é novo e excitante. Você não precisa sair xingando para deixar a coisa mais apimentada. Depois de um tempo de relacionamento, sinta-se à vontade para experimentar coisas novas.

6. Tentar várias posições

Ler o *Kama Sutra* é ótimo. Quero ver você interessado e se aprofundando em outros assuntos. Apenas tome cuidado para não tentar colocar tudo em prática de uma vez só.

É melhor fazer coisas simples, e bem-feitas, do que pagar um mico, tentando fazer malabarismos na cama.

No começo do relacionamento, não dá para tentar transar de ponta cabeça com ela. É, no mínimo, esquisito. As posições mais conhecidas, como papai e mamãe, ela em cima de você, de ladinho, de pé, de frente ou de costas são as mais seguras. É claro que é bom inovar, mas faça direito.

Quando você for experimentar uma posição nova, não fique brincando de quebra-cabeça. Estude a posição e acerte de primeira. Tente fazer a coisa parecer natural e, se na hora H não conseguir, não fique desanimado. Cara! Você já chegou ao final feliz! Aproveite!

7. Sexo oral nela

Convenientemente, muitos homens se esquecem de fazer sexo oral na parceira, ou por ter medo de não fazer direito, ou por não saber fazer nada mesmo, ou por não gostar.

Se você se encaixa nos dois primeiros casos, tudo bem. Tem conserto. Mas, se você não gosta... Não dá para exigir que ela o pratique em você e não fazer nela. É dando que se recebe. Quem não faz perde uma grande chance de deixá-la mais estimulada e animada, porque é uma maneira de mostrar que você a deseja.

Se você já fez em uma mulher e não gostou do cheiro, pode, por exemplo, tomar banho com ela antes, fazer uma massagem, ensaboar todo o seu corpo. Limpe tudo, mas de uma forma inteligente. Aproveite e comece lá mesmo.

E, se ela diz que não gosta de sexo oral, pode ser porque se sente insegura. Algumas vezes porque não sabe se você vai gostar do cheiro e, outras, porque alguém já tentou fazer e a deixou traumatizada. Inúmeros motivos. Tente fazer disso uma coisa natural.

Enquanto está ocupado lá embaixo, faça-a perceber que você está gostando. Se ela achar que você está fazendo por obrigação, vai detestar. Por outro lado, se ela achar que você está adorando, vai sentir-se mais excitada ainda.

8. Filmar a transa

Quem é você, George Lucas? Para com isso. Tudo com muito cuidado. Hoje em dia, é um perigo ter um vídeo desses no celular.

Imagine se, um belo dia (na verdade, um dia ruim), ela decide se vingar de você e colocar as fotos ou o vídeo na internet. Isso pode queimar seu filme seriamente.

Só é legal quando vocês têm um nível elevado de intimidade. Do contrário, ela pode achar que você está querendo se exibir para os amigos ou que só está interessado em aumentar a sua coleção. Se tiverem pouco tempo de relacionamento, pode achar que você é um cafajeste ou um tarado. E isso tudo pode apagar a chama dela. Que desperdício!

Porém, isso pode ser muito legal. E muitas mulheres até gostam. É excitante gravar um vídeo com o seu desempenho e se divertir depois com isso, ou você acha que elas não o fazem? Mas, cuidado, porque é como brincar com fogo. Precisa de MUITO cuidado.

9. Beber demais e broxar

O Ministério da Sedução adverte: beber demais pode comprometer o seu relacionamento. Broxar de bêbado então? É quase tão ruim quanto dormir no meio da transa.

Eu sei que a bebida deixa as pessoas mais soltas, mais sociáveis. É o tipo de coisa que casa perfeitamente com uma noite incrível de sexo.

Mas preciso mesmo dizer o motivo de elas detestarem?

Ela pode achar que não está agradando, que não está fazendo direito, que você não tem interesse por ela. A bebida só acarreta coisas ruins, deixe para beber mais no dia em que sair com os amigos para ver um jogo de futebol e falar besteiras, não na noite que vai passar com ela.

10. Fazer por fazer

Erro de iniciante. Sexo não quer dizer "quanto mais melhor". Não se trata de quantidade e, sim, de qualidade. É melhor transar duas vezes por semana, mas daquelas transas de tirar o fôlego, do que transar aquela transa mole todo dia.

No começo, tudo é festa. A gente tem pique, disposição, curiosidade e vários outros fatores motivadores para não sair da cama. Mas não há nada mais broxante do que saber exatamente qual vai ser o próximo passo do parceiro.

Tenha paciência.

O orgasmo dela demora mesmo. Dizem que um homem só precisa querer transar para ter orgasmo ao passo que, para isso, uma mulher precisa ser estimulada. Não subestime o poder das preliminares. São quase fundamentais no sexo para uma mulher.

Preste atenção aos sinais que ela manda. Quando está gostando de alguma coisa que você está fazendo, ela geme mais e mais alto, se mexe mais, e isso não quer dizer que está pedindo para você fazer com mais força. Isso quer dizer que é para você continuar a fazer EXATAMENTE o que está fazendo.

O orgasmo feminino vem com movimentos contínuos e de mesma intensidade. Não adianta se debater contra ela para fazer mais forte, isso não vai ajudar. E pode até machucá-la.

11. Não goze sempre

Novidade? Não gaste suas energias toda vez que vocês forem transar. Aprenda a curtir o momento com ela e não transar apenas para chegar lá. Se ela perceber que você transa não só por você, mas que se preocupa com o momento dela, vai transar duas vezes mais! Seja generoso e será recompensado.

12. Tentar fazer sexo anal

Li uma vez que sexo anal é como milhagem de passagem aérea. Você tem que voar bastante para ganhar o prêmio. É verdade. Esse tipo de coisa só vem num relacionamento a médio prazo.

Algumas mulheres gostam, já descobriram que é prazeroso, até pediriam. Mas podem se segurar por achar que você vai pensar mal delas depois.

A grande maioria ainda vê isso como um tabu. Algumas já tentaram fazer, doeu e não querem repetir a experiência; outras não querem que você pense mal delas depois.

Cada uma pensa de um jeito. Enfim, o que vai resolver é conversar.

Não no meio da transa. Converse sobre isso numa conversa comum, tratando do assunto como se fosse uma situação de outra pessoa.

Por exemplo: *"Eu tenho um amigo que namora há seis meses e adora fazer sexo anal. Só que a namorada dele não topa de jeito nenhum. O que você acha? O que ele poderia fazer para ela se sentir mais confortável?"*.

Escute. Isso é ouro! Informação direto da fonte.

E, quando chegar o momento de acontecer isso entre vocês, não vá com muita sede ao pote. É um lugar novo para ela, talvez seja um pouco dolorido.

Leve lubrificante e não comece logo com o seu "amigo", vá colocando os dedos aos poucos e deixe-a mais confortável. O momento vai chegar!

Acredite!

Use aquela técnica da conversa, também, para testar uma fantasia sua. Por exemplo, não vá logo aparecendo vestido de bombeiro, porque pode ser uma surpresa desagradável.

Vai que a mãe dela morreu num incêndio e quem deu a notícia foi um bombeiro vestido exatamente como você. Em vez de ter uma noite de aventuras, você vai se meter numa enrascada.

13. Esteja sempre limpo e perfumado

O sexo é uma coisa meio animal e às vezes somos levados pelo instinto e queremos apressar as coisas, mas vai por mim, antes de transar com ela a primeira vez, tome um banho. Se for ao motel, à sua casa ou à casa dela peça pra tomar um banho.

Não existe nada mais desagradável do que chegar perto do seu amigo e ele estar com aquele cheiro insuportável de queijo mofado e, ainda pior, se ele tiver com umas sujeirinhas brancas ou cheiro de urina.

É um cartão vermelho com certeza! Agora, se você tomar um banho antes e estiver todo fresquinho e perfumado, vai ganhar mais pontos que a bateria da Mangueira no carnaval.

PASSO 14

RESUMO

Os 6 passos da sedução

Aqui vai um resumo que, inclusive, você deve imprimir e levar com você como referência na próxima vez que você sair para pegar a mulherada!

PASSO 1: PREPARE-SE

Trabalhe seu jogo interno:
- estude;
- trabalhe suas crenças;
- exercícios físicos;
- melhore sua alimentação;
- bronzeado;
- barba e cabelo;
- cuidado ao se vestir;
- acessórios.

O que não pode faltar quando for sair à caça:
- papel e caneta;
- balas;
- kit de mágica e/ou cartas de tarô;

- lista de cantadas para abordagem;
- descrição das rotinas.

PASSO 2: ABORDAGEM

É o mais aterrorizante, mas, uma vez que você a domina, não tem mais com o que se preocupar.

Claro, você vai falhar antes de ter sucesso. E se falhar é porque quebrou uma das regras a seguir.

Regras para abordar mulheres

1. Não espere ela ficar sozinha para abordá-la. Mesmo se ela gostar de você, os amigos ou amigas vão afastá-la.

2. Não ficar olhando mais de 3 segundos antes de abordar.

3. Não ter medo de abordar só porque tem homens no grupo onde ela está. Normalmente você vai descobrir que é família, amigos ou colegas de trabalho. Se for namorado, provavelmente estarão de mãos dadas, e nessas você nunca vai investir.

4. Nunca começar falando: "Licença", "Desculpa", "Será que você pode...?". Nunca! Você vai parecer um pedinte.

5. Nunca comece uma conversa com elogios, nem a você nem a ela. Comece sempre com uma pergunta, todos gostam de opinar.

Nunca pague um drink. Atenção é de graça.

6. Não foque apenas nela quando estiver com outras pessoas. Se você conseguir conquistar os amigos, vai conseguir conquistá-la também.

Numa das primeiras vezes eu quebrei a primeira regra. Depois de alguns minutos outro cara foi lá e faturou a gata. Aprenda com os meus erros. Ou pelo menos tente.

PASSO 3: AUMENTE SEU *STATUS* USANDO NEGS

A fim de fazer com que pareça que ela está interessada em você do que ao contrário, às vezes você tem que agir como se não estivesse nem aí para ela.

Não é para insultar, apenas para provocar, instigar. É um mistério, mas esse é um dos grandes segredos do meu sucesso com as mulheres. Chamo de negativa. Exemplos:

1. "Nossa, suas mãos estão suadas."
2. "Eu gosto desta blusa. Todo mundo usa hoje em dia, né?"
3. "Chiclete? Não mesmo? Você devia aceitar um."
4. "Você não sai muito, não é?"

PASSO 4: CRIAR UMA CONEXÃO EMOCIONAL

Acho que essa é a parte mais legal do processo de sedução.

O trabalho duro já acabou, agora é hora de conhecê-la, emocioná-la. Para isso eu sugiro que você use truísmos (verdades que são comuns à maioria das pessoas que se acham únicas).

1. "Você nasceu com um amor incondicional, mas não consegue usar tudo isso".
2. "Em algum ponto da sua vida você teve uma experiência que exigiu que você crescesse muito cedo, isso é difícil, foi difícil".

3. "Você é mais inteligente do que parece. Em algumas situações você sabe exatamente o que dizer, mas não diz. E depois se morde por não ter falado".

4. "Às vezes você se tranca e tenta parecer que está tudo bem, você tende a não deixar as pessoas entrarem na sua vida".

Para treinar, eu fui numa dessas videntes que jogam tarô e leem a palma da mão. Depois de dois anos eu percebi que, se não desse certo em mais nada na vida, poderia montar uma casa de vidente só para mim.

PASSO 5: CRIAR UMA CONEXÃO FÍSICA

Nunca pergunte se você pode beijá-la. Ao invés disso, use a linguagem corporal. Nunca mente.

Aqui estão cinco dos principais sinais de interesse que uma mulher faz sem perceber quando está interessada em alguém.

Por outro lado, isso não quer dizer que o jogo está ganho.

5 indicadores de interesse

1. Ela pergunta seu nome e o que você faz logo depois de conhecê-lo.

2. Ela muda a opinião dela sobre um filme depois de ouvir o que você diz.

3. Quando você se afasta, ela se aproxima.

4. Ela aperta sua mão quando você pega a dela.

5. Ela diz: "Eu não vou dormir com você" antes de você perguntar.

Os indicadores de interesse existem por causa da falta de habilidade masculina de perceber sutis gestos femininos.

PASSO 6: SEXO

De início a escalada do processo cinestésico:
- pegar na mão;
- tocar braços, costas;
- abraçar;
- beijar;
- sexo!

O que você está esperando?